KETTLEBELL
4Week Training Diet

KB160622

해부학적 근육 트레이닝과 단계별 운동 매뉴얼

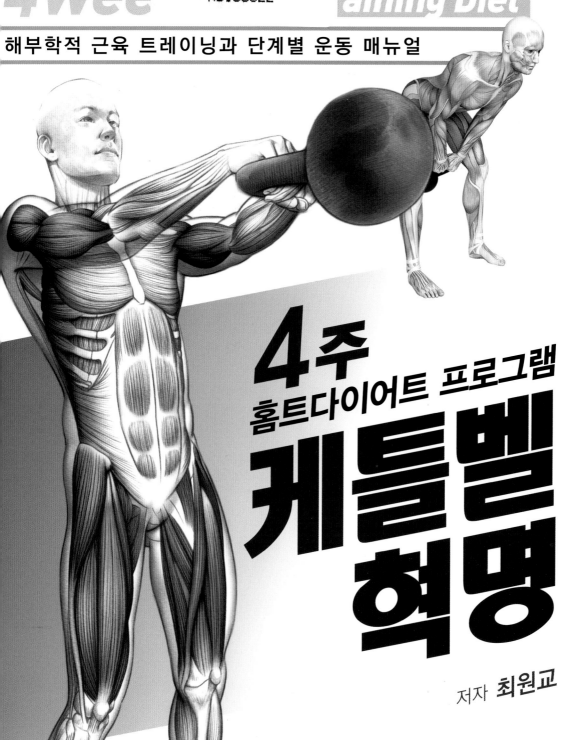

4주
홈트다이어트 프로그램
케틀벨
혁명

저자 **최원교**

4주 홈트다이어트 프로그램

케틀벨혁명

첫째판 1쇄 인쇄 | 2020년   7월   30일
첫째판 1쇄 발행 | 2020년   8월   13일

저   자   최원교
발 행 인   장주연
출 판 기 획   조형석
책 임 편 집   안경희
편집디자인   인지혜
표지디자인   김재욱
일 러 스 트   유학영
발 행 처   군자출판사
         등록 제4-139호(1991.6.24)
         (10881) 파주출판단지 경기도 파주시 회동길 338(서패동 474-1)
         Tel. (031)943-1888   Fax. (031)955-9545
         홈페이지 | www.koonja.co.kr

ISBN 979-11-5955-592-3

정가   20,000원

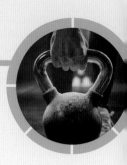

저자 소개

경희대학교에서 태권도를, 성균관대학교 대학원에서 운동처방을
전공하였다. 건강한 사람들의 공통적인 생활습관을 분석하여 집
필과 강연으로 사람들에게 전하고 있다, 용인외국어고, 성신여대
에서 4년간 강의하였고 파주트레이닝센터, 기업체, 평생교육원 등
에 출강하였다.

광명시에서 10주 운동프로그램 강좌를 3년간 위탁 운영하였고
프로축구팀 체력측정(FMS, MMT, PT)평가 팀원으로 활동하
였다. 체형관리사, 인체측정전문가, 기능도수전문가, 케틀벨(Lv1,
Lv2), 다이어트프로그래머 자격과정을 취득하였다.

저자는 MBC 〈생방송 오늘의 아침〉, TV조선 〈생생정보통〉, 〈내몸
플러스〉 등 건강코너 및 운동법으로 출연하였다. 저서로는 "나도
날씬해질 수 있어", "최대리, 생존을위해 다이어트에 돌입하다", "40대, 다시 건강에 미쳐라"가 있다.

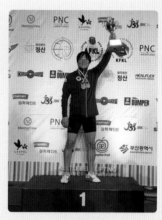

최 원 교

아시아케틀벨챔피언쉽대회

2018. 3.	IKSFA 한국 케틀벨 챔피언쉽대회 16kg 롱사이클 1위	
2018. 7.	KFKL 스포츠리그대회 24kg 롱사이클 1위	
2018. 9.	IKSFA 케틀벨 마라톤대회 2위(국내최초 30분 완주)	
2018. 9.	생활체육 전국동호인역도대회 1위	
2018. 12.	IUKL 아시아 케틀벨리프팅대회 한국대표	
	24kg(아마추어) 바이애슬론 1위, 롱사이클 1위, 단체전(4인릴레이) 1위	
2019. 4.	케틀벨리프팅 코리아오픈 챔피언쉽대회 우수상	

e-mail wonkyo76@naver.com

Mobile 010·3325·7987

유튜브 케틀벨TV

바야흐로 대한민국은 홈트의 붐이 일고 있습니다. 웰빙과 피트니스 관련 서적들이 봇물 쏟아지듯 출간되고 있습니다. 바쁜 일상생활로 시간을 할애해 운동하기 힘든 이들을 위해 가정에서 쉽게 운동할 수 있는 로드맵을 제시한 홈트 도서들은 트랜드와 맞습니다. QR코드를 제공해 유투브로 따라 운동할 수 있도록 제시한 홈트는 피트니스에 가지 않고도 가정에서 운동할 수 있는 시대를 만들었습니다.

지금도 거리를 거닐다보면 전봇대나 지하철역 앞에 다이어트모집이라는 전단지를 쉽게 볼 수 있습니다. 포스터의 문구를 읽어보면 정말로 다이어트에 성공할 수 있다는 느낌을 받게 됩니다.

저자는 다이어트반에 등록한 고객분들의 입관상담기록을 읽어보면 대부분 다이어트에 실패할 수 밖에 없었던 이유를 알게 되었습니다. 칼로리양은 적었어도 불규칙한 식사패턴과 제2의 업무인 회식자리, 무리한 운동계획은 다이어트를 성공시킬 수 없게끔 만들어 결국 요요현상으로까지 이어졌다는 사실입니다.

다이어트를 간절히 원하는 분들과 대화하다보면, 잘못된 상식에 맹신하고 있다는 사실입니다. 다이어트의 핵심은 운동요법과 식이요법, 행동수정요법의 균형입니다. 하지만 단기간에 체중을 줄여야한다는 강박관념에 오로지 식이요법으로만 시도해 결국 다이어트에 실패한 경험을 가지신 분들을 어렵지 않게 찾게됩니다.

홈트의 목적은 방대한 정보보다는 단순하면서도 끝까지 실천할 수 있도록 동기부여를 제공하는 것입니다. 이 도서는 어떤 책보다도 간결합니다. 실천 플래너를 제시해 하루의 운동일지를 통해 4주간 끝까지 도달할 수 있도록 구성했습니다. 운동중인 참가자들이 직접 운동모델로 시연한 것 또한 이 도서의 특징중 하나입니다.

독자들이 얼토당토 않은 잘못된 상식으로 귀중한 시간을 허비하지 않고 원하는 목표를 빠르게 도달할 수 있도록 체험사례를 통해 동기부여를 제시했습니다.

홈트 도서들 중 모든 사람을 만족시킬만한 마법 같은 운동프로그램은 없습니다. 하지만 누구에게나 적용되는 운동생리학적 원리와 정해진 규칙, 근력향상및 체중감량원리의 과학적인 방법은 있습니다.

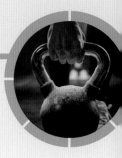

이 케틀벨 도서도 마찬가지입니다. 만약 당신이 케틀벨이 옆에 있다면 바로 실천할 수 있다면 원하는 목표를 이룰 수 있을 것입니다. 비결은 바로 그것뿐입니다. 운동후 실천목록에 체크하는 것 뿐입니다. 4주후 상상만 하던 체형이 상상 속이 아닌 거울 앞에 있을 것입니다.

케틀벨은 근력과 유산소운동을 동시에 할 수 있는 복합운동입니다. 분당 20kcal를 소모시키는 체중감량의 끝판왕입니다. 30일간 주3회 30분씩 꾸준히 실천하길 바랍니다. 출렁거리던 뱃살, 불룩한 옆구리가 어느덧 라인을 만들어가기 시작하는 것을 목격하게 될 것입니다.

케틀벨을 통해 근력증가로 요통에서 벗어나고 체중감량으로 삶의 활력을 되찾은 성공체험의 주인공이 되시길 바랍니다. 당신도 충분히 할 수 있습니다. 지금부터 책을 펼쳐 놓고 바로 시작하길 바랍니다. 저자는 케틀벨 운동이 당신의 삶을 변화시키는 계기가 되기를 바라며 잊고 있던 삶의 에너지와 자존감이 회복되길 기원하겠습니다.

케틀벨 운동에 기꺼이 모델이 되어준 세종형님, 준혁형님, 남수씨에게 고마운 마음을 전합니다. 그 과정 동안 따뜻하게 격려해주신 지인들과 부족한 원고를 멋진 책으로 만들어주신 군자출판사에 진심으로 감사드립니다.

글을 쓰는 동안 묵묵히 지켜봐 준 가족에게도 사랑한다는 말을 전합니다. 이 책을 손에 든 독자 여러분들이 건강증진과 자존감 회복에 많은 도움을 줄 수 있기를 진심으로 기원하겠습니다.

2020년 6월

최 원 교

1. '4주 케틀벨홈트'는 4주간 운동실천플랜을 통해 근력을 향상시키고 체지 방을 감량시킬수 있도록 동기부여를 제시하였습니다.

2. 케틀벨운동은 근력운동과 유산소운동을 동시에 운동할 수 있는 복합운동 입니다. 가정에서 주3회 30분만 투자하면 효과를 볼 수 있습니다.

3. 케틀벨 1~2개만 있으면 됩니다. 공간을 차지하지 않기 때문에 홈트운동 에 최적화되어 있습니다.

4. 실천목록을 성실히 수행하도록 합니다. 세트규칙은 개인의 운동수행능력 이 다를 수 있으니 상황에 맞게 적용하시길 바랍니다. 어느새 근력은 향 상되어있고 체지방은 감량되어 있을 것입니다.

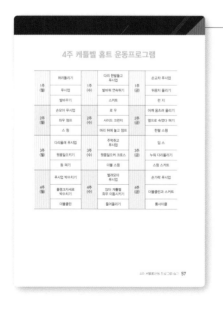

CHECK! 01 4주 케틀벨운동 프로그램을 한 눈에 볼 수 있습니다. 주3회, 하루 30 분 트레이닝입니다.

CHECK! 02 주3회 요일은 상황에 맞게 정 하시면 됩니다. 하지만 근육도 휴식이 필 요하니 (월·수·금) 혹은 (화·목·토)를 권 장합니다.

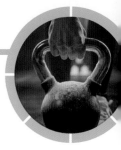

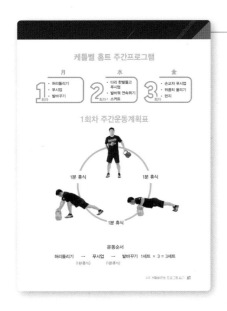

CHECK! 01 한주 케틀벨운동 프로그램을 한 눈에 볼 수 있습니다. 주3회(요일은 자유) 하루 30분 트레이닝입니다.

CHECK! 02 하루에 3개의 운동프로그램으로 3세트를 합니다. 프로그램의 효과를 높이기 위해 동작과 동작 사이에 1분 휴식의 패턴을 지킵니다

CHECK! 01 1일 운동프로그램입니다. 한 동작 시연 후 1분간의 휴식시간에 실천체크 목록에 체크를 합니다.

CHECK! 02 세트 규칙은 지키되, 개인의 운동수행능력 따라 다를 수 있으니 상황에 적용하시기 바랍니다.

Contents

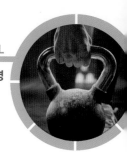

Contents

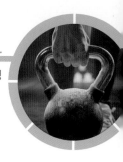

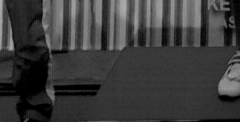
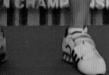
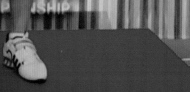

2018 BUSAN KETTLEBELL LIFTING ASIAN CHAMPIONS
5 STAGE OF WORLD CUP & GRAND PRIX

전신운동의 끝판왕!

케틀벨혁명

체중감량의 원리

KETTLE
BELL

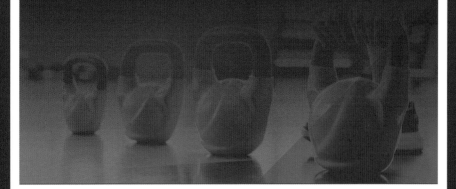

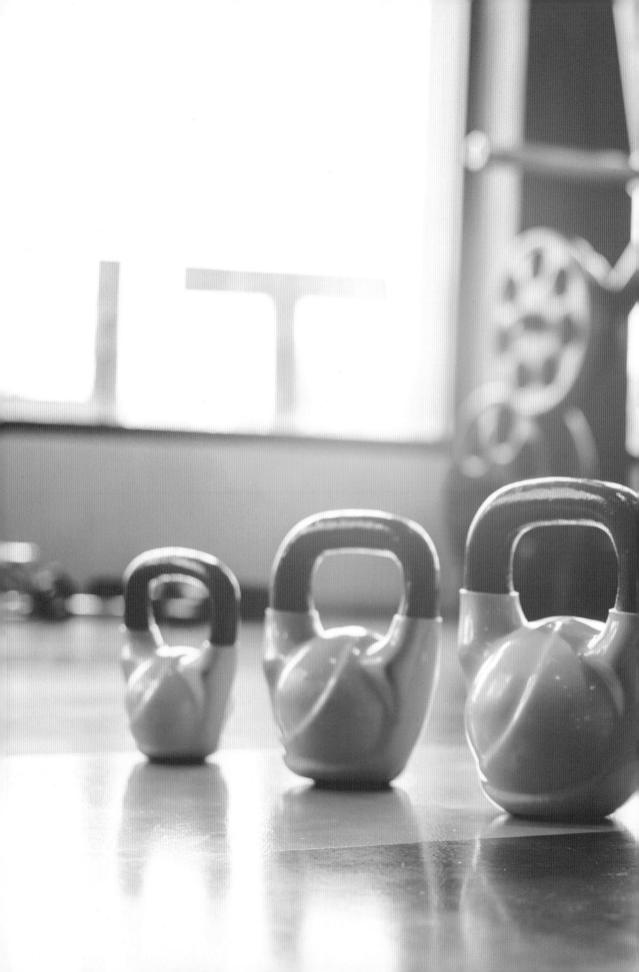

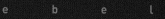

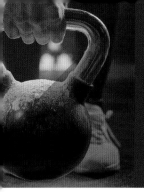

체중감량의 원리

01 · 체중감량의 원리를 이해하자

다이어트의 핵심은 섭취량을 줄이고 활동량을 늘리며 기초대사량을 높이는 것이다.

체중감량 = 섭취량↓ + 활동량↑ + 기초대사량↑

그럼, 4주 다이어트를 시작하기 앞서 먼저 알아야하는 것은 무엇인가?

1~2주차 식욕, 입맛을 먼저 바꿔야한다.

무엇보다 잘못된 입맛을 점검하는 것이 중요하다. 가령 짠 음식들인 젓갈류나 나트륨 과다 음식섭취는 몸의 도파민 농도를 높이는 특징이 있다. 도파민 농도가 장기간 이어지게 되면 혈압상승과 혈관이 수축되어

진짜 식욕 vs 가짜 식욕

서서히 배가 고프다	갑자기 배가 고프다
어떤 음식을 먹어도 상관없다	특정 음식이 당긴다
배가 부르면 그만 먹는다	배가 불러도 멈추지 못한다

〈표 출처 : 내몸사용설명서 '실패없는 다이어트 비법 대공개'〉

건강에 치명타를 줄 수 있다. 또한 잘못된 입맛은 포만감을 충족하는 식사 습관을 형성해 복부 비만의 주범이 된다.

한국인은 서양인에 비해 상체가 길고 하체가 짧은 인체구조로 채식에 적합한 체질인데, 육식으로 복부에 지방을 수북히 쌓이게 만든다. 또한 잘못된 다이어트방법으로 인한 스트레스로 단맛과 매운

맛, 짠맛 등 중독성이 강한 입맛으로 바뀌어 식욕을 더욱 왕성하게 만들어버린다. 운동도 중요하지만 먼저 식욕을 왕성하게 자극시키는 뇌의 메커니즘을 이해하자. 대뇌 밑에 있는 시상하부에는 포만중추와 섭취중추가 있다. 배가 고프면 섭취중추에서 배가 고프다는 신호가 활발해져 먹을 것을 찾게 된다. 배가 부르면 포만중추의 활동이 활발해져서 음식을 보아도 무관심해지게 된다. 음식을 먹게 되면 혈액중의 포도당 농도인 혈당치가 상승하여 포만중추를 자극하게 만든다. 단맛과 매운맛, 짠맛에 길들여져 있는 사람은 포만중추의 자극이 다른 사람들보다 반응속도가 느려 섭취량이 많아 비만으로 쉽게 이어지게 된다. 본인 스스로 잘못된 입맛을 바꿔 나가겠다는 마음가짐을 가지는 것이 중요하다.

02 · 다이어트에서 운동을 해야만 하는 이유

다이어트에서 운동은 반드시 해야한다.

운동을 통하지 않고 다이어트만으로 체중을 감량시킨다는 것은 근육내의 단백질을 잃게 되고, 건강에 심각한 부작용을 만든다. 하루에 필요한 최소한의 신체활동을 해야하는데 그러면 에너지가 필요하다. 그러나 섭취해서 들어오는 에너지보다 활동하려는 에너지가 적다면 인체는 비상사태라고 인식해 체내에 축적되어 있는 에너지를 사용하게 된다. 결국은 근육에 저장되어 있는 단백질을 끌어다 연료로 사용하게 만든다.

3주차 자신감이 충만해지다.

1~2주에 다이어트성공으로 자신감이 생겨 목표치 이상으로까지 체중이 감량될 것이라고 자신있어 한다. 하지만 지나친 확신과 자신감은 금물이다. 체중을 목표치보다 빨리, 그리고 많이 감량시키겠다는 유혹에 넘어가면 안 된다. 체중감량은 생각하는것만큼 계속해서 빠지지 않는다. 인체는 어느 순간 비상사태라고 인식해 거부반응을 일으킨다. 3주차에 접어들면 1~2주차처럼 쉽게 체중의 변화는 없게 된다. 체중감량의 메커니즘을 이해하지 못하게 되면 1~2주차에서 성공한 자신감은 어느새 자괴감과 실망감으로 되돌아오게 된다. 무리한 체중감량 계획은 무리한 운동량과 초열량식단을 요구한다. 무리한 계획은 자칫 다이어트를 포기하게 만든다. 초심을 잃지 않고 계획을 수정해 차근차근 실행한다.

3주차에는 식습관 변화와 운동을 열심히 실천했더라면 몸이 무겁고 피곤해짐을 느낄 것이다. 부상을 의심할 수 있지만 걱정하지 않아도 된다. 평상시 사용하지 않던 근육이 자극이 받았고 이러한 증상은 자연스러운 현상이다. 그리고 1~2주 동안 어지러움과 입 냄새 등이 나타나는 경우가 있는데, 만일 저열량 식단표대로 식사를 하고 있다면 크게 걱정하지 않아도 된다. 다이어트로 인해 일시적으로 저혈당이 되거나 수분이 감소해서 나타나는 현상이기 때문이다. 이러한 증상은 시간이 지나면 저절로 좋아지는 경우가 대부분이다. 내가 운동을 제대로 하고 있구나 하고 긍정적으로 이해하면 된다. 가족과 함께 다이어트 중이라면 서로 격려해주는 것을 잊지 말자.

4주차 몸의 변화가 느껴진다.

4주차에 들어서면 자신의 몸이 변해가고 있다는 것을 느낄 것이다. 운동으로 심신이 단련되는 것을 느낄 수 있어 매우 흐뭇해하고 있을 것이다. 여기까지 포기하지 않고 열심히 하신 분은 이미 절반은 성공한 셈이다.

운동은 체중감량에 필수적이다. 유산소운동과 근력 운동을 병행한다면 체중감량에 가속도가 생기게 된다. 유산소운동은 지루해서 재미없고 근력운동은 힘들어서 하기가 싫다. 하지만 체내에 수북이 축적되어 있는 체지방을 태우기 위해선 유산소운동이 필수이고 지방연소에 지속적으로 에너지를 제공해주는 것이 근력운동이다.

근력운동으로 기초대사량을 높인 상태에서 유산소운동을 하게 되면 지방연소를 더 많이 태울 수 있게된다. 근육운동은 아드레날린이라는 지방분해를 촉진시키는 호르몬을 만들어낸다. 분해된 체지방은 혈액을 타고 온몸을 돌다가 에너지원으로 쓰이게 된다. 하지만 지방이 분해되어 혈액 속으로 녹아들어 갔다고 해도 쓰이지 않으면 결국 간에서 중성지방으로 합성되어 지방세포에 쌓이게 만든다. 그래서 *근력운동으로 지방분해를 촉진한 뒤 유산소운동으로 마무리짓는 것이 체지방 감량에 효과적*이다.

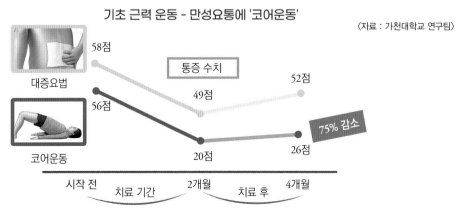

기초 근력 운동 - 만성요통에 '코어운동'

〈자료 : 가천대학교 연구팀〉

다이어트는 과학이다. 성공플랜 5계명

1. 몇 kg을 감량하겠다는 계획을 세운다

체중감량을 이해해야 한다. 4주에 5kg을 감량하겠다는 계획을 세웠다고 하자. 지방은 1g당 약 7kcal의 열량을 가지고 있다. 1kg은 g으로 환산하면 1,000g이다.

> *4주에 5kg을 감량시키기 위해서는?*
>
> *지방 1g = 7kcal*
>
> *5kg = 5,000kcal*
>
> *총 칼로리는 = 7kcal × 5,000kcal = 35,000kcal*
>
> *35,000kcal ÷ 4주(30일) = 약 1,166kcal*

4주에 5kg을 감량시키기 위해서는 하루에 섭취하는 열량보다 소모시키는 열량이 1,166kcal를 더 소모시켜야 한다. 이때 식이요법으로 약 700kcal , 운동으로 400kcal 정도로 소비해 주는 것이 힘들이지 않고 안전하게 체중을 감량시킬 수 있다. 식이요법과 운동요법을 병행하면 체중의 감소는 물론 다이어트 부작용에서도 안전하다.

2. 식사일지를 꼭 작성한다

'기억의 왜곡현상'이라는 말이 있다. 즉, 뇌는 기억하고 싶은 것만 저장한다.

뇌는 세세한 부분은 망각하고 기억하고 싶은 부분만 기억한다. 여러 연구에서도 증명되었지만 사람들은 실제 섭취량보다 조금 섭취했다고 기억한다.

그래서 식사일지는 너무나 중요하다. 자신의 양을 체크하고 조절하게 되면 과식을 피할 수 있게 된다. 불규칙한 식사와 과식은 실패의 지름길이라는 것을 잊지말자.

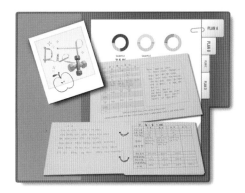

〈다이어트를 성공하신 분들의 식사일지와 심리일지 기록〉

3. 혈당지수에 신경 쓰자

다이어트는 결국 칼로리를 줄이는 것이다. 하지만 다이어트를 할 때, 칼로리보다 먼저 고려하는 것이 있는데 그것은 혈당지수(Glycemic index)이다. 혈당지수란 탄수화물이 포도당으로 소화되어 소장에서 혈액으로 흡수되는 속도를 수치화한 것이다.

혈당지수가 높은 탄수화물을 섭취할 경우

1. 혈액 내로 포도당이 빨리 흡수된다.
2. 포도당의 수치가 증가한다.
3. 이를 조절하기 위해서 췌장에서 인슐린이 분비된다.
4. 분비된 인슐린은 지방이 에너지원으로 사용되는 것을 억제하고 효율적인 사용을 방해한다.
5. 지방으로서 저장을 촉진하게 만든다.

혈당지수가 낮은 탄수화물을 섭취할 경우

1. 혈액으로 흡수속도가 느리다.
2. 인슐린분비가 억제된다.
3. 섭취한 에너지를 모두 에너지원으로 사용토록 하여 지방으로 저장되는 것을 최소화한다.

혈당지수가 높아 주의가 필요한 식품

식품명	혈당지수	식품명	혈당지수	식품명	혈당지수
식빵	91	당근	80	옥수수	75
라면	73	감자	90	수박	60

혈당지수가 낮아 체중감량에 효과적인 식품

식품명	혈당지수	식품명	혈당지수	식품명	혈당지수
시금치	15	양배추	26	우유	25
브로콜리	25	토마토	30	호두	18

〈표 출처 : 다이어트 퍼스널트레이닝 P.64〉

4. 운동 전, 이것을 섭취한다

운동효과는 케틀벨을 열심히 하는것도 중요하지만 운동 전·후에 무엇을 어떻게 먹느냐도 중요하다. 운동전 몸의 에너지 충전을 위해 탄수화물(빵, 밥, 고구마)섭취가 중요하다. 하지만 탄수화물도 혈당지수(GI) 종류에 따라 효과도 달라진다.

혈당지수가 낮은 탄수화물은 포도당으로 분해된 후, 체내 혈액으로 흡수되는 속도가 느리기 때문에 오랫동안 에너지를 공급해줄 수 있다. 하지만 혈당지수가 높은 탄수화물은 짧은 시간 동안 빨리 흡수되어 운동 시 지속적으로 에너지를 공급할 수 없다.

탄수화물은 약 2시간 정도의 소화시간을 거쳐야 하므로 포도당으로 분해되어 체내에서 에너지로 사용할 수 있다. 그러므로 2시간 전에 혈당지수가 낮은 탄수화물을 섭취해서 오랫동안 에너지를 공급받을 수 있도록 하는 것이 중요하다.

5. 운동 후, 이것을 섭취한다

운동 후 일부러 다이어트를 위해 아무것도 섭취하지 않는데 그것은 상당히 위험하다. 다이어트가 목적이든 근력향상이 목적이든 운동 후 탄수화물을 섭취해야 한다.

운동 후 우리 몸은 글리코겐이 고갈되었기 때문에 체내 포도당(에너지) 공급에 문제가 발생한다. 만약 운동 후 체내에 포도당(에너지)을 빨리 공급하지 않으면, 우리 몸은 스스로 근육을 분해하여 포도당을 새롭게 만들어 부족한 포도당을 보충한다. 이렇게 되면 우동 후 오히려 근육이 감소되는 부정적인 결과를 초래한다.

운동 후 탄수화물 섭취는 운동전과 반대로 체내로 빨리 흡수되어야 하기 때문에 혈당지수가 높은 탄수화물을 섭취한다.

운동 후 30분이내에 혈당지수가 높은 식품을 섭취하는 것을 권한다. 운동 후, 탄수화물을 섭취한 사람과 공복을 유지한 사람과의 운동효과는 매우 차이가 난다는 것을 명심하자.

대부분 다이어트 방법들은 탄수화물 섭취를 제한한다. 탄수화물 섭취는 지방을 축적시키는 주범이라고 생각하고 있지만, 이것은 정말 잘못된 상식이다. 탄수화물의 섭취는 지방연소에 필수적이기 때문이다.

왜냐? 우리 몸은 지방을 에너지로 사용하려면 반드시 많은 양의 산소가 필요하다.

지방은 반드시 연소와 산화를 통해서만 에너지로 사용되기 때문이다. 따라서 산소를 많이 함유한 탄수화물을 함께 섭취해야만 지방연소에 필요한 산소를 공급할 수가 있는 것이다.

탄수화물을 제한하면 부족한 에너지(포도당)를 근육단백질을 분해하여 쓰기 때문에 단기간 근육의 감소로 인해 전체적으로 빠른 체중감소 현상이 일어난다. 하지만 오래지 않아 요요현상이 일어난다. (예, 황제다이어트, 덴마크다이어트 등).

다이어트에 가장 비효율적인 방법은

1. 무조건 굶는 방법이다.
2. 그 다음으로 음식량을 줄인 채 운동만 하는 것이다.
3. 그 다음은 유산소운동만 하는 것이다.
4. 다이어트 성공에 가장 현명한 방법은 적절한 식단관리에 근력운동과 유산소운동을 병행하는 방법이다.

유산소운동의 체지방 연소 효과는 보통 20분 이상 지속적으로 운동할 때 일어난다. 근력운동을 한 후에 유산소운동을 하게 되면 체지방을 연소하는데 가장 효과적인 방법이다.

참가자들의 체성분분석표를 보면 체중에 변화가 없는 시기를 발견한다. 운동도 평상시처럼 열심히 땀을 흘려가며 하는데 체중의 변화가 없다며 속상해한다. 다이어트를 하면서 더 이상 체중의 변화가 없는 이유는 기초대사량이 변화하기 때문이다. 사람이 하루에 쓰는 에너지는 기초대사량과 운동대사량으로 나눌 수 있다. 기초대사량은 사람이 살아가는데 필요한 최소한의 에너지이다. 수면중에도 몸은 살아 있는 상태를 유지하기 위해 에너지를 필요로 한다. 운동대사량은 말그대로 운동을 통해 소비하는 에너지이다.

다이어트 중에 섭취량을 너무 줄였을 경우 몸은 위기의식을 느끼고 비상사태를 선포하게 된다. 굶어죽을 위기에 처했다고 판단한 인체는 열량소모를 최대한 억제하고 절약한 칼로리를 체내의 지방으로 저장하여 비상 식량으로 비축함으로써 체중을 불려나간다. 섭취열량을 줄이는 것만이 다이어트성공의 열쇠라는 인식을 바꿔야한다. 제한된 섭취열량은 근육을 잃게 만드는 또다른 원인을 제공한다는 사실을 기억하길 바란다.

03 · 근력운동과 유산소운동을 병행할 수 있는 운동은?

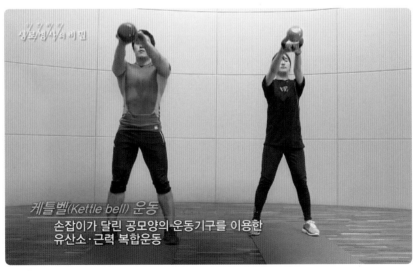

그림출처 : 생로병사의 비밀 "뱃살빼려면 케틀벨 운동!"

04 · 전신운동의 킬로! 케틀벨 장점과 효과

영국의 한 학자가 발표한 연구결과에 따르면 가장 부상위험이 적은 운동 중 하나로 뽑힌 게 바로 케틀벨이다. 케틀벨은 가장 안전한 기구 중 하나이며 작은 공간에서 최대의 효과를 낼 수 있으며 그에 비해 값이 저렴하다. 코어의 강화와 상해위험 부담이 적어진다.

개인운동 또는 그룹운동이 가능하다. 케틀벨은 하나의 운동 도구로 운동기술이 간단하고 효과적이며 Power, Stablilty, Flexibility, Strength, Muscular endurance, Balance, Timing, Coordination, Core 등의 능력이 한꺼번에 향상될 수 있다.

케틀벨은 컨디셔닝 운동을 하기에 아주 적합하다. 무게의 중심이 손안에 있는 일반 덤벨과는 달리, 무게의 중심이 핸들의 바깥에 위치를 하기 때문에, 같은 운동을 하더라도 더 많은 근육의 개입을 필요로 하며, 따라서 더 많은 운동량과 칼로리를 소비하게 된다.

1분 케틀벨 운동, 약 20.2cal/1분 소모 = 1.6km를 6분 런닝
수영 60분 약 400cal 소모

출처:대한케틀벨리프팅협회 홈페이지

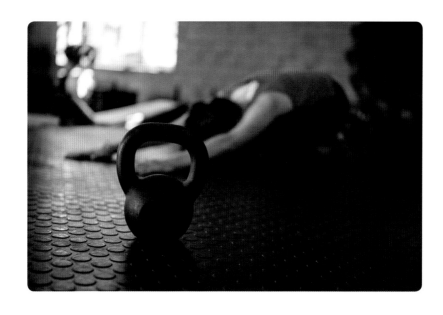

05 · 케틀벨의 종류

케틀벨은 피트니스에서 쉽게 볼 수 있는 하드케틀벨과 국제대회에서 시합용으로 사용되고 있는 컴피티션 케틀벨이 있다.

하드 케틀벨

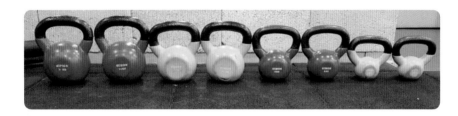

1. 피트니스에서 쉽게 접할 수 있는 케틀벨이다.
2. 중량이 높아질수록 케틀벨도 커지는 특징이 있다.
3. 케틀벨 겉면이 잘 벗겨지지 않으며 녹이 덜 생긴다.
4. 단점으로는 대회용으로는 적합하지 않다.

컴피티션 케틀벨

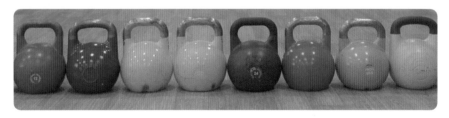

1. 케틀벨 중량에 관계없이 크기가 일정하다.
2. 손잡이(그립)가 둥근 것이 특징이며 양손으로 잡기가 편하다.
3. 대회용으로 제작되었다.
4. 단점으로는 케틀벨 겉면이 잘 벗겨진다.

06 · 케틀벨의 특징과 해부도

케틀벨의 특징

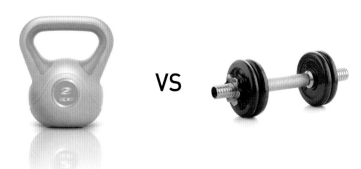

케틀벨 손잡이는 덤벨과 핵심적인 차이점이 있다. 덤벨은 본질적으로 팔의 신전을 통해 움직이지만 케틀벨은 독특한 디자인 때문에 손에서 돌아가며 손을 축으로 회전 운동을 한다는 것이다.

케틀벨은 최고의 '무게저항 운동'이다. 덤벨이나 바벨 등과 같은 일반적인 웨이트트레이닝과 마찬가지로 케틀벨도 중력을 활용해 근육을 키운다. 무게가 있는 물체를 들 때 공기 중으로 떠오른 물체는 중력에 의해 다시 땅으로 내려오게 된다.

이때 근력을 활용해 내려오려는 힘에 저항하면 근육조직이 단련된다. 무게저항을 통해 단련된 근육은 강화되고 재구성되며 워크아웃이 진행됨에 따라 점점 칼로리를 태우는 '기계'처럼 변해간다. 그런데 움직임이 정적이고 고정되어 있는 전통적인 근력운동에 비해 케틀벨은 동적이면서도 다차원적인 운동이다.

다방향으로 모멘텀을 추동시키고, 그 모멘텀에 저항을 줌으로써 무게저항 운동의 효과를 최대화시킬 수 있는 운동이 바로 케틀벨이라고 할 수 있다.

케틀벨운동을 하게 되면 한 가지 동작에서도 다양한 근육조직이 강화된다. 또 효율적으로 지방을 연소시킬 수 있는 근육이 형성된다. 뿐만 아니라 다른 어떤 운동법보다도 빠르게 아름다운 톤을 지닌 근육을 만들 수 있다.

케틀벨의 스윙 해부도

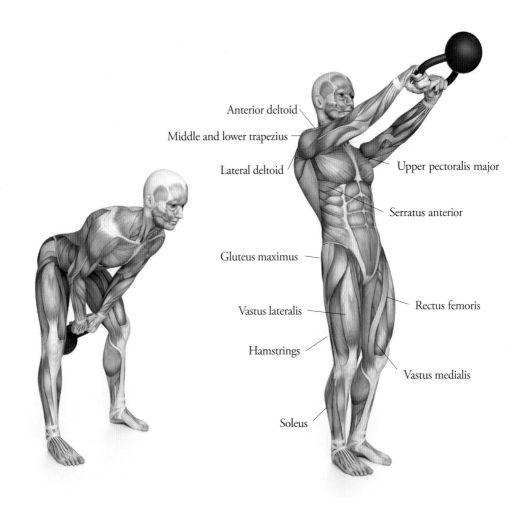

Anterior deltoid

Middle and lower trapezius

Lateral deltoid

Upper pectoralis major

Serratus anterior

Gluteus maximus

Vastus lateralis

Rectus femoris

Hamstrings

Vastus medialis

Soleus

　　케틀벨 스윙 운동은 상체와 하체근육을 동시에 관여하는 운동이다. 또한 등 상부근육인 승모근과 등(척추기립근), 엉덩이(대둔근), 허벅지(외측광근, 햄스트링), 종아리(가자미근)도 동시에 자극을 받아 스윙시 몸의 균형을 안정화시켜주는 효과가 있다.

　　단순한 동작이지만 분당 20kcal가 소모되는 강렬한 운동으로 칼로리를 단시간내에 빠르게 태울 수 있어 다이어트에 효과가 있다.

07 · 본격적인 4주 케틀벨 프로그램을 시작하기에 앞서

시중에 출간된 중년을 위한 책들은 체력의 변화보다는 단일프로그램을 제공하는 경우가 많다. 이 케틀벨 도서는 프로그램 자체의 내용이 아니라 1단계-2단계-3단계-4단계 운동프로그램의 변화를 이해한다.

어떤 방식으로 체력의 변화를 위해 노력했고 노력한 결과 어떠한 체력이 변화를 가져왔는가? 그리고 케틀벨을 통해 몸의 체지방은 어떻게 변화하였는가를 중점적으로 보았으면 한다.

이 프로그램은 실제 40대 일반남성(4명)의 비슷한 나이, 비슷한 체형과 똑같은 루틴으로 구성한 자료다. 즉, 자신의 단계를 객관적으로 파악하고 구체적인 목표설정을 위해 점진적으로 4단계 프로그램으로 과부하를 가하는 방식을 진행했다.

케틀벨을 통해 체력을 향상시키고 체지방을 감량시키고 싶으신 분들은 케틀벨을 통해 목표를 달성한 사람의 프로그램을 벤치마킹해보는 기회로 활용했으면 한다.

이 책의 내용은 실제 40대 중년 남성들이 저에게 프로그램을 지도받고 4주간 운동을 통해 몸을 변화시킨 구체적인 기록이다. 이 프로그램이 가장 이상적인 방법이라고 소개하는 것은 아니다. 러닝머신을 뛰거나 따로 근력운동을 하는 것도 좋지만 바쁜 현대인들에게 짧은 시간 안에 근력운동과 유산소 운동을 병행할 수 있는 케틀벨의 장점과 실제 경험을 통해 느낀 실질적인 자료를 제공하고자 했다.

건강은 준비하는 자의 몫이다. 이 케틀벨 도서가 건강을 되찾을 수 있는 길잡이가 되기를 바라며 여러 성인병 위험인자로부터 벗어나는데 조금이라도 도움이 되었으면 한다.

전신운동의 끝판왕!

케틀벨혁명

다이어트 체험수기

KETTLE
BELL

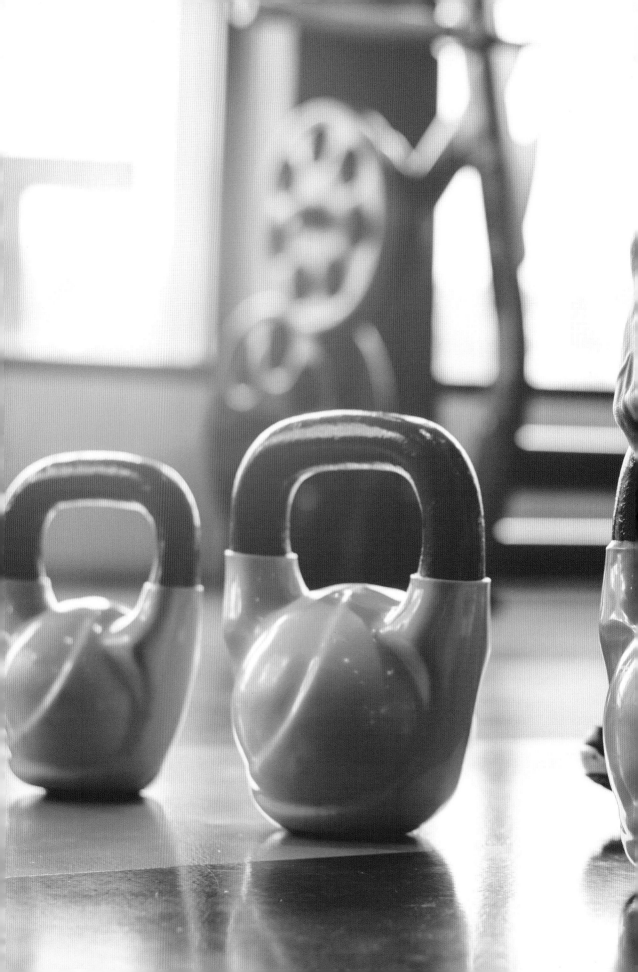

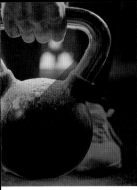

다이어트 체험수기

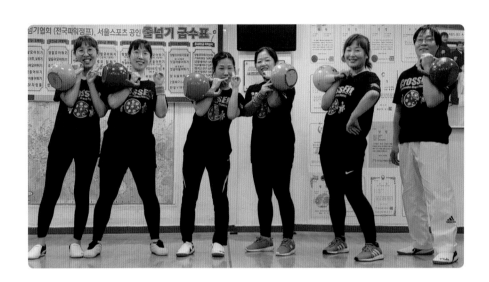

여자도 근육관리를 해야한다.

남자든 여자든 근육은 나이가 들면서 계속 감소한다. 보통 근육감소는 30대 초반부터 시작되지만 50대가 분기점이다. 이때부터 매년 몸 전체 근육량의 0.4퍼센트씩 감소한다고 한다.

이러한 현상은 남자보다 여자에게 더 치명적이다. 그 이유는 여자가 남자보다 근육량이 적고 또 폐경기 이후 에스트로겐 호르몬의 감소로 뼈가 약해지는 현상을 겪기 때문이다. 폐경기가 지난 여성은 뼈가 급속도로 약해지면서 몸의 변화가 가속화된다. 그 결과 뼈가 쉽게 부러지거나 신체균형이 깨지는 등 몸의 기능이 전반적으로 떨어진다. 여성의 건강을 악화시키는 현상을 개선시키는 최선책은 무엇일까? 케틀벨 스윙과 같은 '무게-저항운동'이 바로 그것이다. 따라서 케틀벨 스윙을 빨리 시작하는 여성일수록 자신의 근육관리를 더 효율적으로 할 수 있다. 따라서 살을 빼고, 체형도 좋아지며, 노화로 인한 문제까지 해결해주는 케틀벨을 여자들이 먼저 배워야 한다.

이미라 님

4주

8kg
감량!

운동
포인트
· 주 3회 케틀벨 8kg 순환운동
· 주 5회 40분 걷기 운동

영양
포인트
· 과자, 커피 등 인스턴트 음식을 멀리 함
· 칼로리를 확인해가며 하루 1,400kcal 유지
· 허기질 때 청포도와 방울토마토 10개 섭취

적게 먹고, 운동하라!!!

케틀벨 운동을 시작하면서 다이어트를 하는 사람은 하루 1,400kcal. 이상을 섭취하면 안 된다는 사실을 알게 되었습니다.

운동 첫 날 집에와서 내가 그동안 하루에 몇 kcal나 먹었을까 생각해보니… 기절한 지경이었습니다. 적게 먹은 날은 3,000kcal, 보통은 그 이상을 먹은것 같습니다. 아마 10,000kcal를 먹은 날도 있지 않았을까 싶었어요. 한참을 멍하니 있게 되더라구요. 잠시 생각 후 당장 과자와 커피부터 끊어보자 결심했습니다. 과자와 커피를 끊고 주3회 1시간 케틀벨운동과 40분 걷기를 4주간 도전했습니다. 결과는 한달만에 8kg 감량이었습니다. 물론 밥을 먹을 때에도 kcal를 계산하며 먹었답니다. 입이 심심할때는 청포도와 방울토마토를 10알 정도씩 번갈아가며 먹어줬구요. 요놈들이 배고플땐 최고더라구요. 운전을 시작하면서 걷는 시간이 거의 없었는데 운동을 시작하면서 웬만한 거리는 걸어다니려고 노력했답니다. 개인사정으로 운동을 쉬었다 다녔다를 반복했었는데 운동을 쉴때는 좀더 많이 먹고 움직임이 없다보니 몸무게가 늘었다가 운동시작 후 또 빠지고 하더라구요. 다이어트 시작 후 현재까지 총 11kg 감량에 성공했답니다.

살찐 후 입던 옷들이 너무 커져서 입지 못하게 되었고, 안들어가던 청바지가 쑥 들어가게 되었지요. 주위 사람들은 몰라보게 날씬해졌다며 폭풍칭찬을 해주십니다. 거울을 볼 때도 예전보다는 날씬해진 제 모습에 뿌듯해하며 웃게 되었습니다. 처음 1개월 폭풍다이어트 후 4kg은 느리게 빠졌지만~~ 그래도 큰 요요현상없이 유지해 온 것에 만족하고 있답니다.

초심으로 돌아가 최종목표인 남은 9kg감량을 올해 안에 꼭 성공하겠습니다.

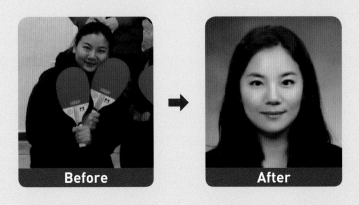
Before → After

이정란님

4주

7kg 감량!

운동 포인트
· 주 3회 근력운동과 유산소운동 병행
· 운동 안하는 날은 잠자기 전 30분씩 스트레칭 실시

영양 포인트
· 식단일지와 그날의 느낌점을 작성
· 매 식사마다 저울에 무게와 칼로리를 측정 후 섭취

제가 다이어트를 하게된 계기는 어깨도 아파서 잠을 잘 자지를 못해서 자고 일어나도 개운하질 않았습니다. 그래서 정형외과를 가보니 목디스크 증상이 약간 있다고하며 주사요법과 물리치료를 한달정도 받았습니다. 그러던 중 주부다이어트반에 케틀벨운동을 한다고 하여 큰 맘먹고 해보기로 하였습니다. 치료가 효과는 조금 있었지만 안가면 또 아프고해서 이 참에 체중을 감량하기로 결심했습니다. 결론은 4주간 6kg을 감량했습니다. 무지 힘들고 지겨웠습니다. 하지만 몸 아픈게 없어지고 잠도 잘자고 물론 병원도 안 가게 되었지요.

어떻게 감량시켰냐구요? 다이어트는 운동과 식이요법을 병행해야 합니다. 물론 다들 아시겠지요.

여기서 중요한게 식단일지입니다. 무조건 먹는 것을 줄이는 것이 아니라 내가 무엇을 얼만큼 먹었는지가 중요합니다. 식단과 그 날의 느낀점을 기록하다보면 내 심리상태가 어떤 느낌인지, 식단은 무엇을 먹었는지 알 수가 있거든요. 저는 매 식사마다 저울에 무게와 칼로리를 측정한 후 먹었습니다. 그날 먹은 모든 것을 물 한 모금도 다 적는 것이지요. 이렇게 얘기하면 무지 어려울 것 같죠? 하지만 어려운건 아닙니다. 어렵고 힘든 것은 참는것과 끈기있게 노력하는 것입니다. 처음 일주일이 힘이 듭니다. 안하던 운동을 하니 근육이 당기고 다리가 후들거리고 배도 고프고 근데 좋은 점은 잠을 잘 잔다는 것입니다. 하지만 체중이 계속 줄지는 않았습니다. 1주일 정도 변화가 없어요. 지치고 힘이 들때죠.

그래서 누가 이기나 해보자 여직한 것이 아까워서라도 참았습니다. 또 더 운동했죠. 운동은 주3회 근력운동과 유산소운동을 병행했고 안하는 날은 자기전에 30분씩 스트레칭을 하였습니다. 그래서 6kg이라는 결과나 나온 것입니다. 여러분도 노력해 보세요. 다이어트에 성공하신 분들은 모두 인내와 노력 때문이었으니깐요.

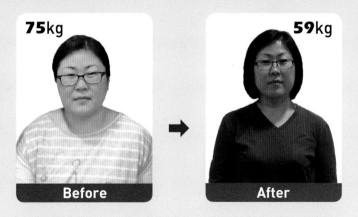

75kg **Before** → 59kg **After**

※ 이 분은 MBC다이어트코리아 체중감량대회에 참가해 10주간 75kg에서 59kg (총 16kg)을 감량해 경기도에서 여자부 2위, 전국 10위를 하셨습니다.

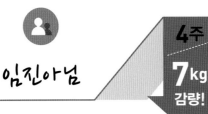

 운동
포인트
· 주 3회 케틀벨 외 줄넘기운동
· 주 5회 매일 1시간 걷기 운동

 영양
포인트
· 식단일지 작성
· 탄수화물을 적게 섭취함. 단백질(닭가슴살과 우유, 계란) 섭취량 증가
· 채소 등 식이섬유(파프리카, 브로콜리) 섭취량 증가

임진아님

4주 **7kg** 감량!

안녕하세요. 아들 둘과 매일매일 전쟁 중인 맘입니다.

아들 둘이라 나만의 시간, 여유가 많지 않아 나름 짬을 내서 운동합니다. 운동하는거...할 수 있습니다. 1시간 동안 열심히 땀 흘리면 보람도 있고 더더욱 체력도 좋아진 것 같습니다. 하지만 다이어트는 너무 어렵고 힘듭니다. 특히 저는 다이어트의 적인 라면, 피자, 가장 사랑하는 치맥을 끊기 어려운... 거의 중독 수준이라 살을 빼기 힘든 체질로 변한 듯 합니다. 매일 점심은 따끈한 라면. 생각만해도 침이 고입니다. 면만 먹냐? 아니죠. 하루는 우유와 치즈. 다음날은 버섯과 콩나물...여러 재료를 넣고 또 넣어서 아주 맛있게 먹었습니다. 이 칼칼하고 짭조름한 라면 먹고 선풍기 틀어 시원하게 한숨자면 천국이 여기로구나 감탄이 나오곤 했습니다. 이러고 나면 아이들이 오고 간식 챙겨주면서 나도 모르게 한두번 손이 가기 시작하면 바닥이 보일 때까지 부스럼까지 털어먹곤 했습니다. 또 이런 시간이 지나면 저녁때가 됩니다. 가족이 함께하는 유일한 시간. 정성껏 음식을 준비하고 밥상에 앉은 저는 시원한 캔맥주를 꺼내 반찬과 함께 맛나게 먹습니다. 한 잔...아쉽죠.

두 개를 마시고 그 기운으로 아이들 목욕을 시키고 아주 일찍 숙면을... 늘 이런 생활을 하다 여러 어머니분들과 다이어트를 시작했습니다.

처음엔 가볍게 생각했지만 절실한 마음이 없으면 실패한다는 코치님 말씀에 독하게 맘 먹고 다이어트를 시작했습니다. 처음 계획은 내가 얼마나 먹는지부터 알아야해서 일지를 썼습니다. 생각보다 많이 먹어 놀랬습니다. 그래서 100g 기준으로 칼로리를 계산했습니다. 물론 정확진 않았지만 의식하며 먹으니 조금씩 먹는 양이 줄어드는 것을 느꼈습니다.

그 다음은 탄수화물을 적게 먹자를 실천했습니다. 밥 말고도 곡물 라면 과자...모든 음식을 줄였습니다. 그 대신 단백질. 닭가슴살과 우유 계란 등으로 나름 균형을 맞추는 노력을 했습니다. 그리고 과일, 채소. 예전엔 생각없이 배부르게 과일먹고 채소는 멀리했는데 지금은 많이 달라졌습니다. 과일은 정말 간식처럼 간단히. 되도록 칼로리 낮은걸로. 물론 당도 높은 과일도 먹지만 양은 적게 먹도록 노력했습니다. 채소는 식사때마다 먹고 있습니다. 특히 파프리카와 브로콜리를 자주 먹습니다. 칼로리도 낮고 포만감을 크게 느껴 좋은듯 합니다. 문제는 그냥 먹지않고 초고추장에 살짝 찍어 먹고있어 칼로리가 조금 높습니다. 저염식으로 해야 살이 많이 빠진다고 배웠지만 정말 힘듭니다. 그래서 정해진 양만 짜서 먹고 있습니다. 이또한 40칼로리가 넘고 이 양이면 방울토마토가 20알 정도 됩니다.

에휴, 먹는걸 일일이 다 계산 해야해...라고 생각하시겠지만 음식 조절만 잘 하시면 다이어트 성공은 반 이상 아니 그 이상을 성공하셨다고 보면 됩니다. 저는 운동은 꾸준히 해 왔지만 맘대로 먹고 마시고 해서 몸무게가 줄지 않았습니다. 그런데 음식조절 2주만에 확연히 다른 모습이 되었다고 주변에서 얘기해줍니다. 참 보람있습니다. 물론 아직도 뱃속에선 뭔가 더 집어넣어라 신호를 보내지만 메밀차 한잔으로 위를 달래고

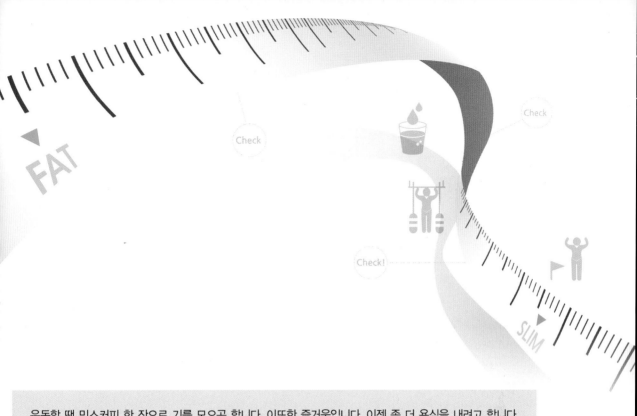

운동할 땐 믹스커피 한 잔으로 기를 모으곤 합니다. 이또한 즐거움입니다. 이젠 좀 더 욕심을 내려고 합니다. 결혼 전 몸무게로...그렇게 되면 별다방 아메리카노 한잔 들고 샬랄라 예쁜 원피스에 힐 신고 외출할 겁니다. 아직도 갈 길은 멀고 험할 것 같습니다. 유혹이 너무 많습니다. 곧 다이어트 정체기가 올 것입니다. 하지만 결과물을 생각하며 오늘도 운동복 입고 집을 나섭니다. 모두 힘내시고 자기 자신을 사랑합시다. 홧팅~

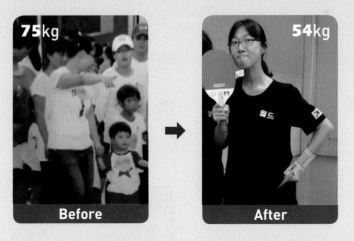

※ 이 분은 75kg에서 54kg까지 감량하셔서 TV조선 "내몸플러스"에 방송 출연했습니다.

장훈일님

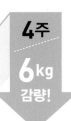

4주
6kg
감량!

운동
포인트
· 케틀벨 이용한 순환식 운동
· 줄넘기, 하루에 30분씩 실시

영양
포인트
· 식단일지 작성
· 아침, 저녁은 한식(나물, 무침) 등 저염식으로 조리
  후 섭취
· 야식, 저녁 9시 이후 먹지 않음

아내가 가져온 '다이어트대회 안내문'을 보고 참여하게 되었다. 솔직히 등떠밀려서 억지로 참여했다. 오랫동안 운동을 하지않아, 항상 몸이 무겁고 피곤했으며 퇴근하면 모든 행동이 귀찮았다. 첫 날은 너무 운동이 힘들어서 '내일부터는 야근한다는 핑계로 참여하지 않아야겠다'고 결심했다. 하지만 결심만 했지 발걸음은 체육관으로 향했다.

1주차에서는 온 몸의 구석구석 아프지 않은 곳이 없었다. 당연한 일이었다. 그동안 운동이라곤 숨쉬기 운동밖에 하지 않았으니 말이다. 그러나 점점 차수가 지나면서 운동으로 인해 근육이 당기고 아픈것은 점점 줄어들었고 지금은 운동을 해도 다음날 거뜬한 몸을 유지할만큼 체력이 향상되었음을 느꼈다.

몸이 확실히 가벼워지고 피곤함도 거의 없어진 것 같다. 고혈압으로 평소 뒷목이 뻐근거렸는데 지금은 정상 혈압으로 지내고 있다.

프로그램이 거의 끝나는 지금 시점에서 보면 식사량과 음식조절은 건강한 몸을 위해 필수적 요소이긴 하지만 그전에 더 중요한건 운동을 꾸준히 하고 칼로리는 낮고 포만감이 높은 음식을 섭취하는 것이라 생각한다.

이번 케틀벨 운동교실은 나의 지금까지의 운동생활에 있어 매우 중요한 '터닝포인트'가 되었다. 체중감량도 감량이지만 만성피로에 쩌들어있던 내가 건강을 회복해 삶의 활력을 되찾게 되어서 즐겁기만 하다. 건강을 되찾게 지도해주신 코치님께 감사드린다.

※ 이 분은 MBC다이어트코리아 체중감량대회에 참가해 10주간 85kg에서 68kg (총 17kg)을 감량해 경기도에서 남자부 1위를 하셨습니다.

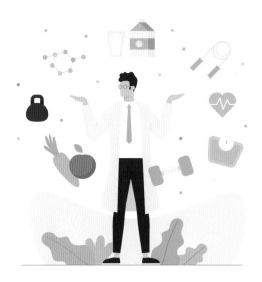

전신운동의 끝판왕!

케틀벨혁명

행복을 위한 건강 테스트

KETTLE
BELL

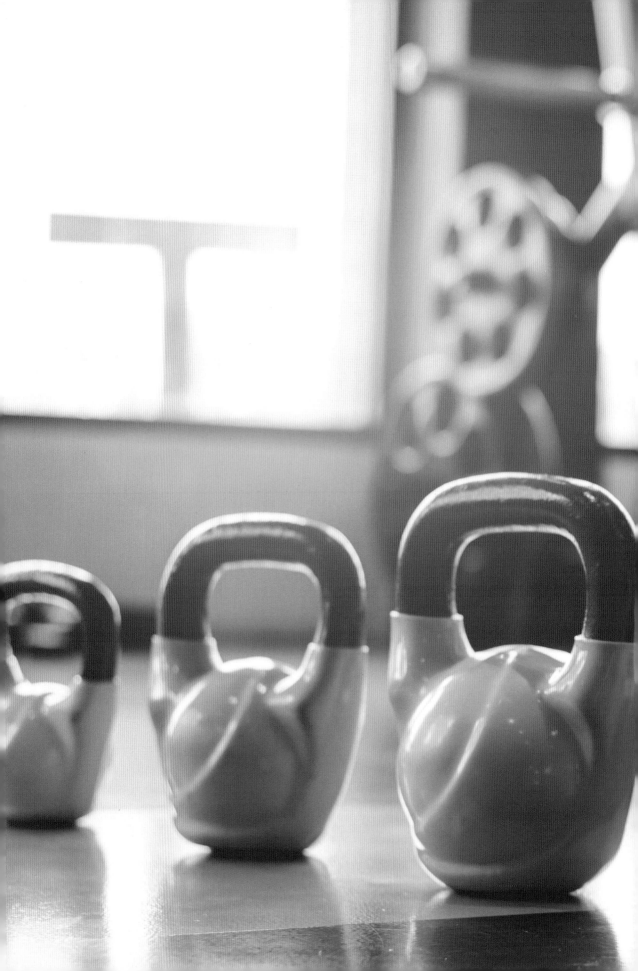

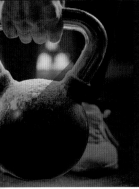

행복을 위한 건강 테스트

나의 체력은 지금 어떠한가?

내 체력은 어떤가?

이 테스트는 2017년 문화관광부가 시행한 2017 국민체력실태조사의 자료를 근거로 신뢰할 만하다.

시간이나 비용이 들이지 않으면서 줄자와 종이 그리고 연필만 있으면 된다.

내 몸의 유연성은 어떠한가?

유연성은 단일 관절 또한 그 이상의 관절이 최대한의 범위까지 운동할 수 있는 능력이다. 가장 이상적인 활동을 하려면 먼저 몸이 부드럽고 유연해야 한다.

측정방법

1. 바닥에 다리를 뻗은 상태로 엉덩이를 대고 앉는다.
2. 우선 숨을 들이마신다.
3. 숨을 내쉬면서 손가락 끝이 발가락 끝을 향할 수 있도록 두 팔을 천천히 앞으로 뻗는다.
4. 2초간 그 자세를 유지하면서 cm를 기록한다.

주의사항

1. 무릎을 굽히지 않고 실시한다.
2. 허리의 반동을 주지 않고 실시한다.

앉아 윗몸앞으로 굽히기 기준(남자)

(단위: cm)

연령	1등급	2등급	3등급	4등급	5등급
19~24	21.9 이상	14.9~21.8	7.1~14.8	−4.8~7.0	−4.9 이하
25~29	23.0 이상	15.0~22.9	6.0~14.9	−5.9~5.9	−6.0 이하
30~34	20.5 이상	14.9~20.4	7.3~14.8	−2.7~7.2	−2.8 이하
35~39	21.8 이상	14.7~21.7	4.6~14.6	−5.7~4.5	−5.8 이하
40~44	20.9 이상	14.0~20.8	3.8~14.1	−4.0~3.7	−4.1 이하
45~49	18.9 이상	13.1~18.8	5.1~13.0	−3.9~5.0	−4.0 이하
50~54	19.5 이상	13.4~19.4	5.9~13.3	−1.6~5.8	−1.7 이하
55~59	19.4 이상	14.7~19.3	7.1~14.6	−2.2~7.0	−2.3 이하
60~64	19.4 이상	13.1~19.3	7.1~13.0	−0.3~7.0	−0.4 이하

1등급	10%
2등급	22%
3등급	36%
4등급	22%
5등급	10%

앉아 윗몸앞으로 굽히기 기준(여자)

(단위: cm)

연령	1등급	2등급	3등급	4등급	5등급
19~24	27.2 이상	20.6~27.1	12.6~20.5	1.7~12.5	1.6 이하
25~29	26.4 이상	21.9~26.3	11.5~21.8	2.1~11.4	2.0 이하
30~34	25.2 이상	19.9~25.3	13.1~19.8	5.2~13.1	5.1 이하
35~39	23.4 이상	17.9~23.3	10.0~17.8	2.5~9.9	2.4 이하
40~44	23.8 이상	17.8~23.7	11.1~18.1	2.8~11.0	2.7 이하
45~49	24.7 이상	19.4~24.6	10.4~19.3	4.1~10.3	4.0 이하
50~54	24.2 이상	19.4~24.1	13.0~19.3	2.5~12.9	2.4 이하
55~59	25.3 이상	19.9~25.2	13.3~19.8	5.8~13.2	5.7 이하
60~64	24.8 이상	20.4~24.7	13.6~20.3	8.0~13.5	7.9 이하

1등급	10%
2등급	22%
3등급	36%
4등급	22%
5등급	10%

〈출처 : 2017 문화광관부 국민체력실태조사〉

평 가

5등급   너무 뻣뻣하다. 유연성을 향상시키기 위해서는 스트레칭을 생활화해야 한다.

4등급   더 유연해야 한다. 규칙적인 스트레칭이 요구된다.

3등급   보통은 중요하지 않다. 좀더 유연해지면 부상예방에 많은 도움이 된다.

2등급   양호하다. 운동수행능력에 최적화 되어 있다. 이 상태를 유지하도록 노력한다.

1등급   훌륭하다. 유연성이 탁월하므로 근육의 탄력성이 많은 것으로 본다.

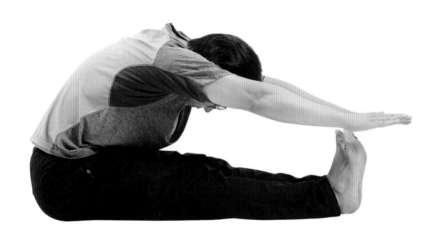

팔굽혀펴기

팔굽혀펴기는 팔, 어깨, 가슴 근육의 동적 근지구력을 평가한다.

측정방법

1. 두 손을 어깨너비로 벌려 바닥에 대고 상체를 들어 팔굽혀펴기 자세를 취한다.
2. 두 다리는 붙인다.
3. 손가락이 앞을 향하도록 놓는다.
4. 머리를 고정시킨 뒤 팔만 구부려 팔굽혀펴기를 실시한다.

주의사항

1. 여성은 무릎을 지면에 대고 허벅지와 몸통을 일직선이 되게 한 다음 실시한다.
2. 팔은 90도 이상 굽혀야하며 가슴이 바닥에 닿아서는 안된다.
3. 비슷한 속도로 30초간 실시하여 그 횟수를 측정한다.

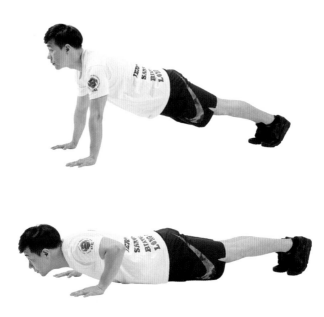

팔굽혀펴기 기준(남자)

연령	1등급	2등급	3등급	4등급	5등급
19~24	62.7이상	48.4~62.6	28.4~48.3	14.1~28.3	14이하
25~29	68.2이상	52~68.1	29~51.9	12.8~28.9	12.7이하
30~34	55.7이상	43~55.6	25~42.9	12.3~24.9	12.2이하
35~39	44.6이상	33.7~44.5	18.3~33.6	7.4~18.2	7.3이하
40~44	45.9이상	35.7~45.8	21.3~35.6	11.1~21.2	11이하
45~49	44.2이상	34.8~44.1	21.6~34.7	12.2~21.5	12.1이하
50~54	35.7이상	27.8~35.6	16.8~27.7	8.9~16.7	8.8이하

팔굽혀펴기 기준(여자) (단위: 회/1분)

연령	1등급	2등급	3등급	4등급	5등급
19~24	45.1이상	33.1~45.0	16.1~33.0	4.1~16.0	4.0이하
25~29	42.2이상	32.1~42.1	17.7~32.0	7.6~17.6	7.5이하
30~34	31.6이상	24.0~31.5	13.4~23.9	5.8~13.3	5.7이하
35~39	34.1이상	25.2~34.0	12.8~25.1	3.9~12.7	3.8이하
40~44	38.2이상	28.0~38.1	13.6~27.9	3.4~13.5	3.3이하
45~49	31.4이상	22.7~31.3	10.5~22.6	1.8~10.4	1.7이하
50~54	29.5이상	21.3~29.4	9.7~21.2	1.5~9.6	1.4이하

〈출처 : 한국체육과학연구원(2007). 2007 국민체력 실태조사. 스포츠측정평가 재인용〉

평 가

5등급   근력이 너무 약하다. 근육의 중요성을 인지해야 한다.

4등급   근력을 향상시켜야 한다.

3등급   근력은 좋다. 더 강화시키기 위해 응용동작을 실시한다.

2등급   양호하다. 횟수를 늘려 근력을 더 강화시킨다.

1등급   훌륭하다. 좋은 근력을 잘 활용하기 바란다.

윗몸일으키기

근지구력은 국소의 단일 근육을 포함한 근육군이 운동을 얼마나 지속할 수 있을지 나타내는 능력이다. 근지구력에는 정적 근지구력과 동적 근지구력이 있다.

윗몸일으키기는 복근의 동적 근지구력을 측정한다.

측정방법

1. 누운 상태에서 무릎을 직각으로 굽힌 후 양손을 머리 뒤에 깍지를 낀다.
2. 보조자 또는 기구를 사용하여 발목을 고정시킨다.
3. 신호와 함께 상체를 일으켜 팔꿈치가 무릎에 닿게 한다.
4. 다시 누운 상태로 되돌아가면 1회로 간주한다.
5. 이 동작을 1분 동안 실시하여 그 횟수를 기록한다.

주의사항

1. 너무 요동이 심하지 않도록 발목 등을 잘 고정한다.
2. 등과 엉덩이 부위에 상해를 입지 않게 충격을 흡수할 수 있는 것을 깔아준다.
3. 경추굴곡을 예방하기 위해 손을 깍지 끼지 않고, 귀에 대고 실시한다.
4. 요통환자는 실시하지 않는다.

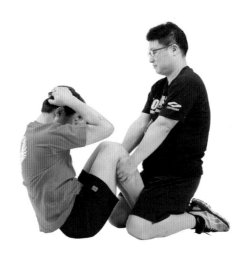

윗몸일으키기 기준(남자)
（단위: 회/1분)

연령	1등급	2등급	3등급	4등급	5등급
19~24	63 이상	55~62	43~54	32~42	31 이하
25~29	61 이상	52~60	41~51	32~40	31 이하
30~34	58 이상	50~57	39~49	26~38	25 이하
35~39	56 이상	56~55	35~46	24~34	23 이하
40~44	53 이상	44~52	33~43	23~32	22 이하
45~49	48 이상	42~47	32~41	24~31	23 이하
50~54	48 이상	39~47	30~38	21~29	20 이하
55~59	44 이상	37~43	28~36	21~27	20 이하
60~64	44 이상	35~43	23~34	15~22	14 이하

1등급	10%
2등급	22%
3등급	36%
4등급	22%
5등급	10%

윗몸일으키기 기준(여자)
（단위: 회/1분)

연령	1등급	2등급	3등급	4등급	5등급
19~24	50 이상	37~49	26~36	16~25	15 이하
25~29	46 이상	36~45	24~35	14~23	13 이하
30~34	44 이상	34~43	24~33	12~23	11 이하
35~39	39 이상	30~38	18~29	11~19	10 이하
40~44	41 이상	31~40	21~30	12~20	11 이하
45~49	36 이상	30~35	20~29	11~19	10 이하
50~54	36 이상	26~35	16~25	6~15	5 이하
55~59	32 이상	21~31	12~20	3~11	2 이하
60~64	28 이상	17~25	8~19	7~2	1 이하

1등급	10%
2등급	22%
3등급	36%
4등급	22%
5등급	10%

〈출처 : 2017 문화광관부 국민체력실태조사〉

체지방률

몸속에 지방이 차지하고 있는 비율이다. 체지방은 섭취한 영양분(칼로리에서 쓰고 남은 잉여 영양분)을 몸 안에 축적해 놓은 에너지 저장 창고이며, 필요 시 체지방이 분해되어 에너지로 사용된다. 체지방은 피하(피부 밑)와 복부 장기 사이 그리고 근육 내에 저장되어 있으며, 체지방량이 표준범위를 넘어가게 될 경우 비만으로 간주한다.

체지방 측정은 인체에 낮은 교류 전압을 통과시켜 임피던스라는 저항에 따라 인체 구성성분을 분석하는 방법이다. 일반적으로 체성분 분석기인 Inbody가 널리 사용되고 있다.

측정방법
1. 맨발로 서서 두 손으로 기계의 손잡이 부분을 잡고 양발을 발판 위에 편하게 위치한다.
2. 측정자의 정보를 기계에 입력한다.
3. 움직이지 않고 정면을 바라보며 측정이 끝날 때까지 서 있는다.

체지방률 기준(남자) (단위: %)

연령	1등급	2등급	3등급	4등급	5등급
19~24	10.7 이하	10.8~14.5	14.6~20.5	20.6~27.5	27.6 이상
25~29	11.7 이하	11.8~16.8	16.9~22.6	22.7~29.6	29.7 이상
30~34	14.1 이하	14.2~18.7	18.8~24.6	24.7~31.3	31.4 이상
35~39	13.9 이하	14.0~19.5	19.6~25.3	25.4~30.5	30. 6이상
40~44	14.6 이하	14.7~19.9	20.0~25.4	25.5~30.5	30.6 이상
45~49	16.2 이하	16.3~20.5	20.6~25.4	25.5~30.4	30.5 이상
50~54	15.2 이하	15.3~20.5	20.6~25.3	25.4~29.9	30.0 이상
55~59	16.8 이하	16.9~20.8	20.9~25.2	25.3~29.5	29.6 이상
60~64	16.1 이하	16.2~20.8	20.9~24.9	25.0~31.3	31.4 이상

등급	비율
1등급	10%
2등급	22%
3등급	36%
4등급	22%
5등급	10%

체지방률 기준(여자)

(단위: %)

연령	1등급	2등급	3등급	4등급	5등급
19~24	20.0 이하	20.1~25.6	25.7~32.2	32.3~37.5	37.6 이상
25~29	20.4 이하	20.5~24.7	24.8~31.9	32.0~37.0	37.1 이상
30~34	21.4 이하	21.5~26.6	26.7~31.9	32.0~37.0	37.1 이상
35~39	20.8 이하	20.9~27.2	27.3~32.8	32.9~37.9	38.0 이상
40~44	22.1 이하	22.2~27.2	27.3~33.0	33.1~38.0	38.1 이상
45~49	23.1 이하	23.2~28.1	28.2~33.8	33.9~38.5	38.6 이상
50~54	23.9 이하	24.0~29.3	29.4~34.4	34.5~39.0	39.1 이상
55~59	25.1 이하	25.2~30.0	30.1~35.2	35.3~39.9	40.0 이상
60~64	24.9 이하	25.0~30.7	30.8~36.6	36.7~41.2	41.3 이상

등급	비율
1등급	10%
2등급	22%
3등급	36%
4등급	22%
5등급	10%

〈출처 : 2017 문화광관부 국민체력실태조사〉

주의사항

1. 가능한 공복에 측정해야 한다.

2. 최대한 오차를 줄이기 위해 측정 전 과도한 운동, 수분섭취, 알콜섭취, 목욕 등은 피해야한다.

3. 측정을 하기 전 악세서리, 휴대폰 등은 소지하지 않고 가벼운 옷차림으로 실시한다.

※ 인바디는 보건소에서 무료로 측정받을 수 있으니 적극 활용하길 바란다.

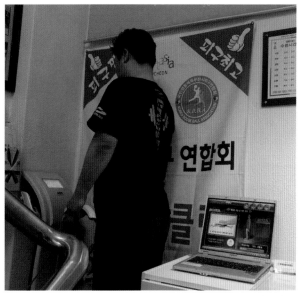

인바디 측정

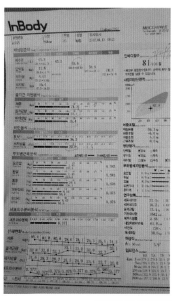

인바디 검사결과지

체지방률 도식표

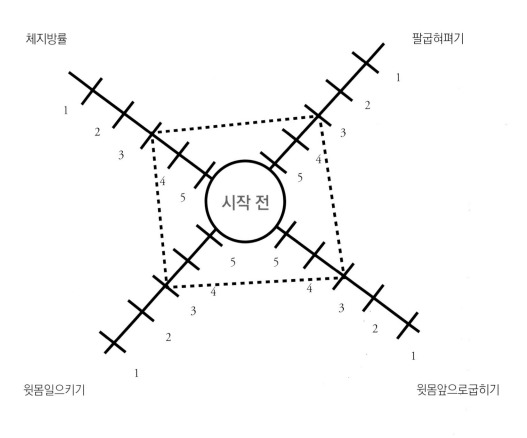

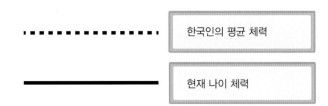

체지방률 도식표

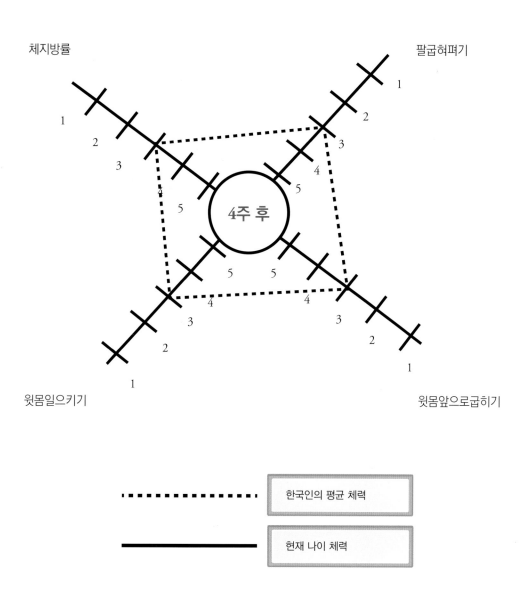

체지방률

팔굽혀펴기

1

2

3

4

5

4주 후

5

5

윗몸일으키기

윗몸앞으로굽히기

- - - - - - - - - - - - - - 한국인의 평균 체력

──────────── 현재 나이 체력

나의 목표 심박수는 어떠한가?

무리한 중량운동은 부상이 발생할 수 있다. 자신의 몸상태를 정확히 알고, 목표 심박수를 체크하고 운동강도를 정하는 것이 중요하다.

목표 심박수를 구하는 방법

목표 심박수 = 안정 시 심박수 + (최대심박수 − 휴식 시 심박수) × 운동 강도

1) 안정 시 심박수 구하기

요골동맥에서 맥박을 느낄 수 있도록 검지와 중지로 가볍게 대고 1분동안 자신의 심박수를 세어 기록한다. (15초간 측정하고 곱하기 4로 계산)

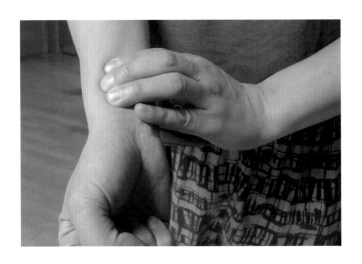

2) 최대심박수

최대 심박수는 220에서 자신의 나이를 빼면 된다.

$$\text{최대 심박수} = 220 - \text{자신의 나이}$$

3) 운동 강도

운동 강도는 보통 50 ~ 80%가 일반적이다.

예로 운동강도를 50%면 0.5를, 80%면 0.8%를 곱하면 된다.

예) 48세이고 안정(휴식)시 심박수가 60이고 운동 강도를 50%로 설정하고 운동을 시작하는 사람
　　의 경우의 목표 심박수

$$60 + \{(220 - 48) - 60\} \times 0.5 = 116$$

운동 시 1분간의 심박수가 목표 심박수에 못 미치면 운동강도를 높이고 반대로 지나칠 경우에는 운동 강도를 낮추어 운동속도를 조절한다.

1분간의 심박수를 측정할 때는 10초간 측정후 곱하기 6을, 15초간 측정하면 곱하기 4를 해주면 된다.

다이어트 성공을 위한 칼로리, 영양소 3단계 스텝

STEP 01

기초대사량, 활동대사량을 구하라!

기초대사량이란 생명 유지에 필요한 최소한의 열량입니다. 보통 성인 여성이 평균 기초대사량은 1,200 ~ 1,600Kcal이고 성인남성은 2,000 ~ 2,400Kcal를 소모합니다. 체중 1kg당 1시간에 여성은 0.9Kcal, 남성은 약 1kcal를 소모합니다.

기초대사량 계산법
655 + (9.6 × 몸무게) + (1.8 × 키) - (4.7 × 나이)

예) 160cm, 58kg, 45세 여성
655 + (9.6 × 58) + (1.8 × 160) - (4.7 × 45) = 1,288Kcal

활동대사량이란 하루 활동 시 필요한 에너지의 총량입니다.
사람마다 활동량이 달라 활동대사량은 다릅니다.

사무직, 활동이 적을 때 ▶ 기초대사량의 **30%**

일상생활, 빨래 청소등 가벼운 활동을 했을 때 ▶ 기초대사량의 **60%**

조깅, 유산소운동 등 신체활동량이 많을 때 ▶ 기초대사량의 **75%**

하루 적정 섭취 칼로리를 구하라!

체중을 유지하고 싶을 때

(여성, 58kg, 일상생활을 하고 있을 때)

(기초대사량) + (활동대사량) = 섭취칼로리 : 체중 유지

1 기초대사량 ▶ 몸무게 × 24시간 × 0.9Kcal = 58 × 24 × 0.9 = 1,252

2 활동대사량 ▶ 기초대사량의 60% = 1,252 × 0.6 = 751.2

3 기초대사량 + 활동대사량 ▶ 1,252 + 751 = 2,003

하루 약 2,003Kcal를 섭취하면 체중은 유지됩니다.

체중을 감량하고 싶을 때

(여성, 58kg, 일상생활을 하고 있을 때)

몸에 무리 없는 건강한 체중감량을 위해서는 하루 적정 칼로리에서 300 ~ 500Kcal를 감량하면 됩니다.

1 기초대사량 ▶ 몸무게 × 24시간 × 0.9Kcal = 58 × 24 × 0.9 = 1,252

2 활동대사량 ▶ 기초대사량의 60% = 1,252 × 0.6 = 751.2

3 기초대사량 + 활동대사량 ▶ 1,252 + 751 = 2,003

STEP 03

하루 영양소 적정 섭취량을 구하라!

식단의 올바른 영양소 비율 (하루 1,800Kcal 섭취 기준)

	탄수화물	:	단백질	:	지방
비율	5	:	3	:	2
1g당(Kcal)	4Kcal	:	4Kcal	:	9Kcal

탄수화물 (900Kcal) : 단백질 (540Kcal) : 지방 (360Kcal)

1 탄수화물 ▶ 900 Kcal ÷ 4 = 225g

2 단백질 ▶ 540 Kcal ÷ 4 = 135g

3 지방 ▶ 360 Kcal ÷ 9 = 40g

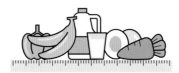 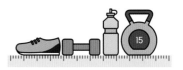

하루 적정 칼로리를 알았다고 해서 아무 음식이나 칼로리만 맞춰 섭취하면 안됩니다.
탄수화물, 단백질, 지방을 5 : 3 : 2로 조절하여 식단을 구성하여 골고루 영양소를
섭취하는 것이 중요합니다.

전신운동의 끝판왕!

케틀벨혁명

4주 케틀벨운동 프로그램 실기

KETTLE
BELL

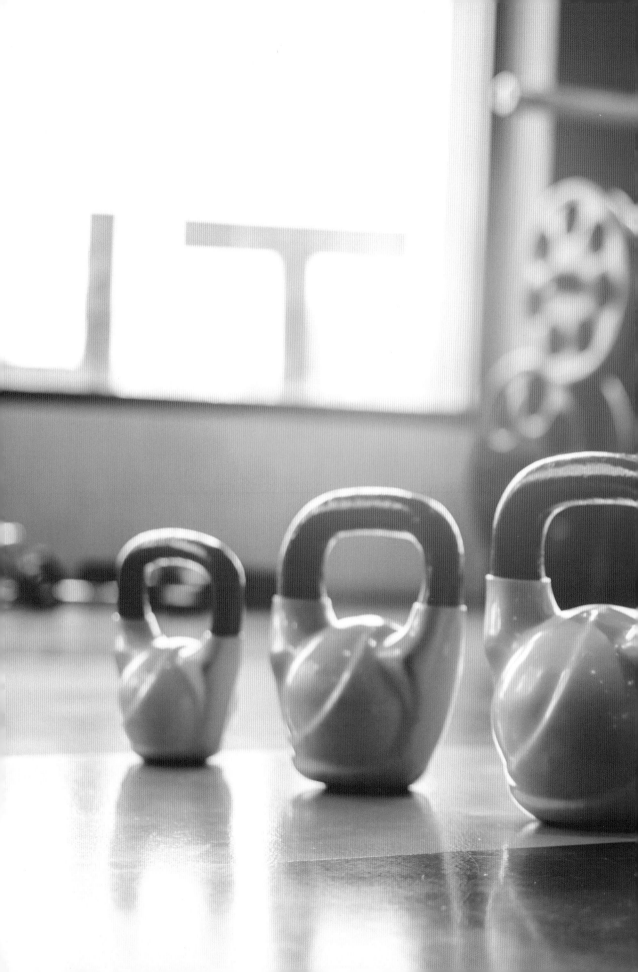

4주 케틀벨 홈트 운동프로그램

1주 (월)	허리돌리기	1주 (수)	다리 한발들고 푸시업	1주 (금)	손교차 푸시업
	푸시업		발바꿔 연속뛰기		뒤꿈치 올리기
	발바꾸기		스커트		런 지
2주 (월)	손모아 푸시업	2주 (수)	로 우	2주 (금)	어깨 움츠려 올리기
	좌우 점프		사이드 크런치		옆으로 숙였다 펴기
	스 윙		머리 뒤에 놓고 점프		한팔 스윙
3주 (월)	다리올려 푸시업	3주 (수)	주먹쥐고 푸시업	3주 (금)	딥 스
	윗몸일으키기		윗몸일으켜 크로스		누워 다리올리기
	등 펴기		더블 스윙		스윙 스커트
4주 (월)	푸시업 박수치기	4주 (수)	벌려모아 푸시업	4주 (금)	손가락 푸시업
	플랭크자세로 박수치기		앉아 케틀벨 좌우 이동시키기		더블클린과 스커트
	더블클린		들어올리기		롱사이클

Muscles 샘플그림
Front

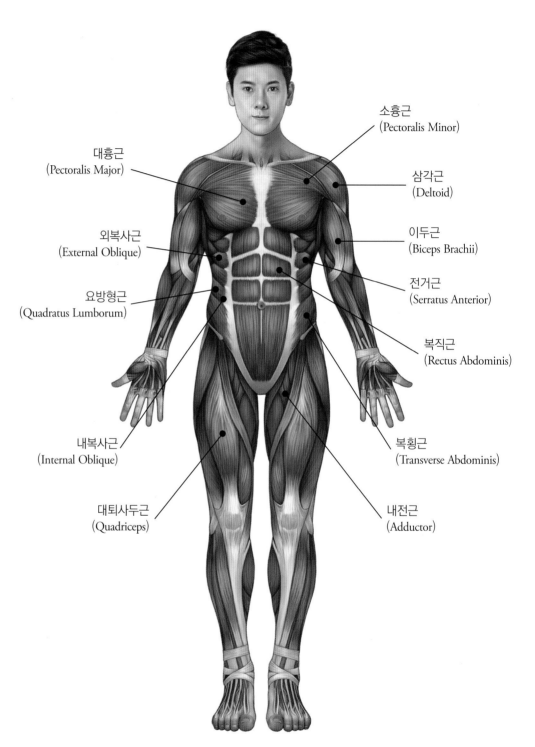

소흉근
(Pectoralis Minor)

대흉근
(Pectoralis Major)

삼각근
(Deltoid)

외복사근
(External Oblique)

이두근
(Biceps Brachii)

요방형근
(Quadratus Lumborum)

전거근
(Serratus Anterior)

복직근
(Rectus Abdominis)

내복사근
(Internal Oblique)

복횡근
(Transverse Abdominis)

대퇴사두근
(Quadriceps)

내전근
(Adductor)

Muscles 샘플그림
Back

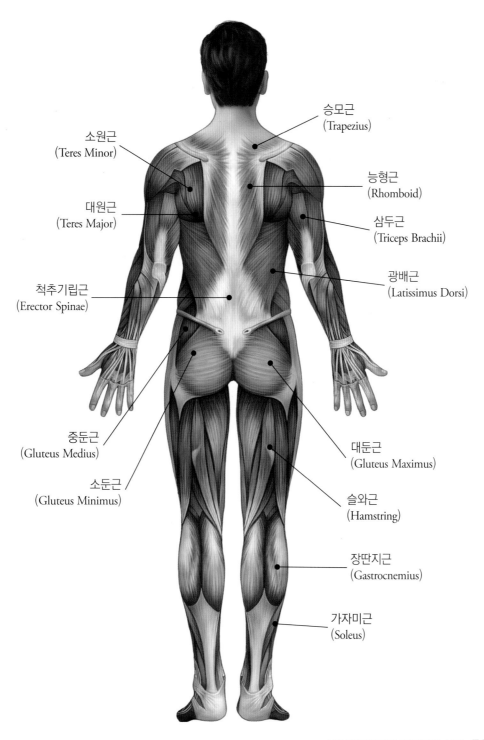

승모근
(Trapezius)

소원근
(Teres Minor)

능형근
(Rhomboid)

대원근
(Teres Major)

삼두근
(Triceps Brachii)

척추기립근
(Erector Spinae)

광배근
(Latissimus Dorsi)

중둔근
(Gluteus Medius)

대둔근
(Gluteus Maximus)

소둔근
(Gluteus Minimus)

슬와근
(Hamstring)

장딴지근
(Gastrocnemius)

가자미근
(Soleus)

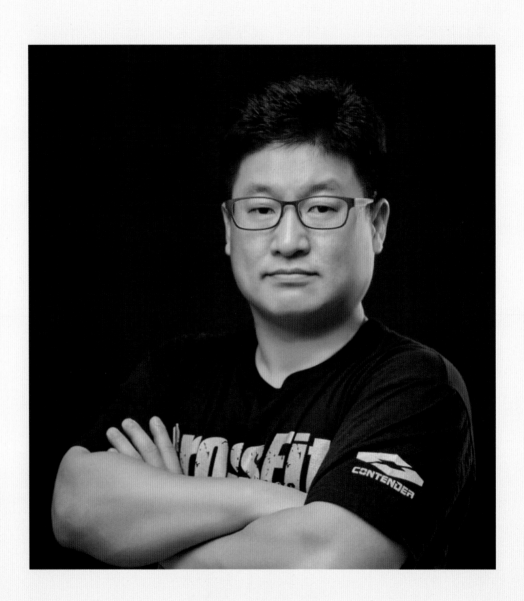

케틀벨 홈트 주간프로그램

月

1 회차
- 허리돌리기
- 푸시업
- 발바꾸기

水

2 회차
- 다리 한발들고 푸시업
- 발바꿔 연속뛰기
- 스커트

金

3 회차
- 손교차 푸시업
- 뒤꿈치 올리기
- 런지

1회차 주간운동계획표

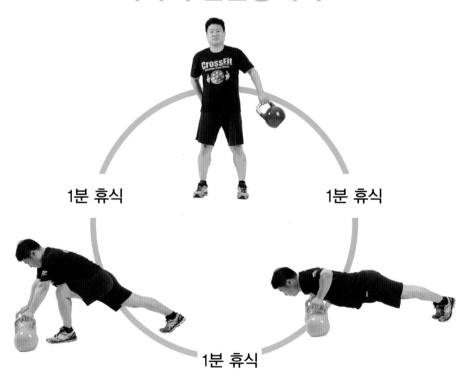

1분 휴식   1분 휴식

1분 휴식

운동순서

허리돌리기 → 푸시업 → 발바꾸기 1세트 × 3 = 3세트

(1분휴식)   (1분휴식)

2회차 주간운동계획표

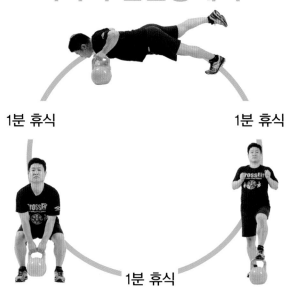

1분 휴식   1분 휴식

1분 휴식

운동순서 : 다리한발들고 푸시업   →   발바꿔 연속뛰기   →   스커트   1세트 × 3 = 3세트

(1분휴식)   (1분휴식)

3회차 주간운동계획표

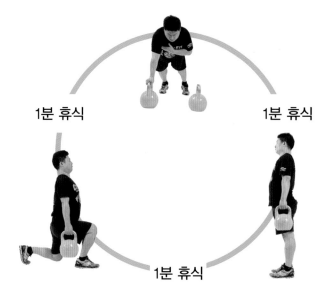

1분 휴식   1분 휴식

1분 휴식

운동순서 : 손교차 푸시업   →   뒤꿈치 올리기   →   런지   1세트 × 3 = 3세트

(1분휴식)   (1분휴식)

1주차 1회
일일운동계획표

1회차	운동프로그램	세트	(O, X) 체크
월요일	허리돌리기	1세트 = 20개	(O, X)
		2세트 = 15개	(O, X)
		3세트 = 12개	(O, X)
	푸시업	1세트 = 20개	(O, X)
		2세트 = 15개	(O, X)
		3세트 = 12개	(O, X)
	발바꾸기	1세트 = 20개	(O, X)
		2세트 = 15개	(O, X)
		3세트 = 12개	(O, X)

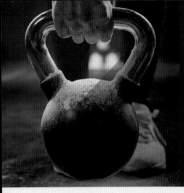

허리돌리기

▶주 운동 근육 : 전완근 강화, 어깨 가동범위 향상

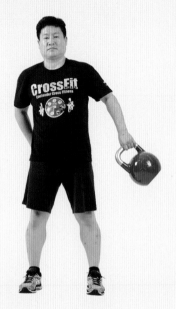

01

다리는 허리 너비만큼 벌리고 케틀벨을 뒤로 돌린다.

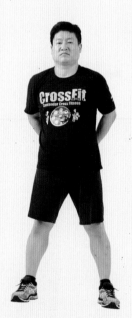

02

뒤에서 손을 교대하며
바꿔 잡는다.

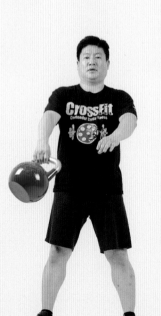

03

원심력을 이용해 손을 교대하며 처음자세로 돌아온다.

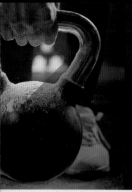

푸시업

▶주 운동 근육 : 대흉근

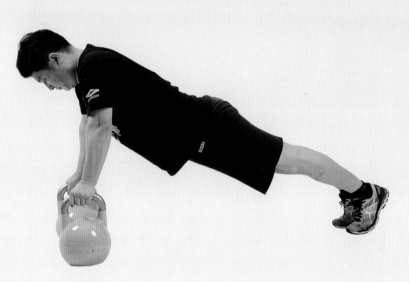

01

양손을 각각 3시 방향과 9시 방향에 올린다. 발은 어깨 너비만큼
벌리고 균형을 잡는다.

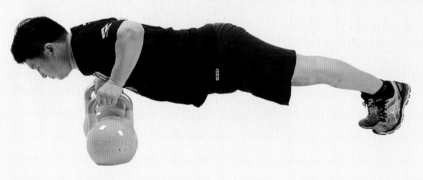

02

숨을 들이쉬며 몸을 아래로 내리고 다시 숨을 내쉬면서 팔을 밀어 처음자세로 올라온다.

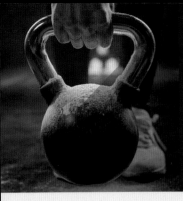

발바꾸기

▶주 운동 근육 : 넙다리 네갈래근, 뒤넙다리근

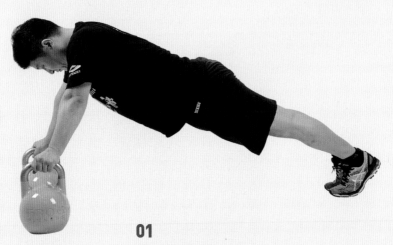

01

발은 어깨너비만큼 벌리고 기본 푸시업 자세를 만든다.

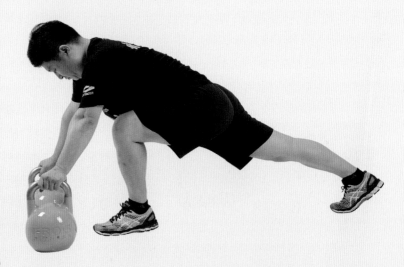

02

한쪽 다리를 굽혀 가슴위치까지 당겨준다. 반대발도 교차하며 동일하게 굽혀 가슴위치까지 당겨준다.

1주차 2회
일일운동계획표

2회차	운동프로그램	세트	(O, X) 체크
수요일	다리 한발들고 푸시업	1세트 = 12개	(O, X)
		2세트 = 10개	(O, X)
		3세트 = 18개	(O, X)
	발바꿔 연속뛰기	1세트 = 25개	(O, X)
		2세트 = 20개	(O, X)
		3세트 = 15개	(O, X)
	스커트	1세트 = 12개	(O, X)
		2세트 = 10개	(O, X)
		3세트 = 10개	(O, X)

다리 한발들고 푸시업

▶주 운동 근육 : 대흉근, 대둔근, 넙다리네갈래근, 뒤넙다리근

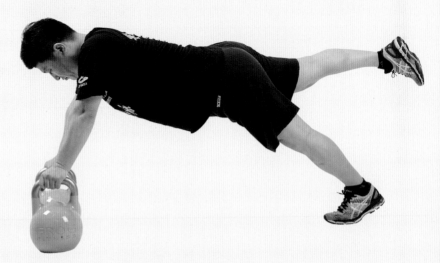

01

케틀벨 기본 푸시업 자세를 취하고 한발을 다른발 위에
올려 낮은 발만 바닥에 닿게 만든다.

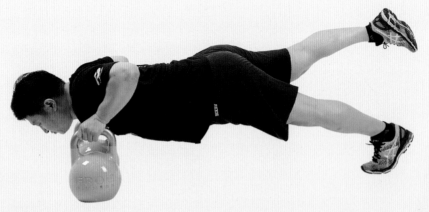

02

숨을 들이쉬며 몸을 바닥으로 내리고 숨을 내쉬며 팔을 이용해 몸을 들어올린다.

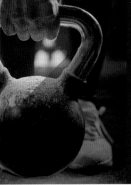

발바꿔 연속뛰기

▶ 주 운동 근육 : 대퇴사두근, 비복근

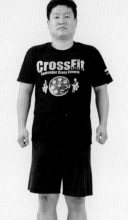

01

케틀벨을 앞에 놓는다.

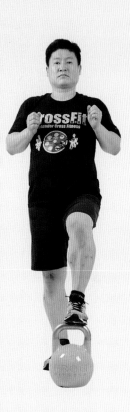

02

앞꿈치를 케틀벨
손잡이(그립)에 올려
놓는다.

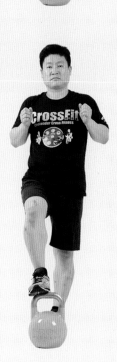

03

숨을 내쉬면서 반대발을 손잡이(그립)위에 살짝
올려놓는다. 교차하며 반복한다.

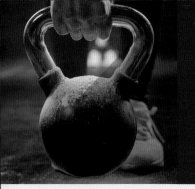

스커트

▶ 주 운동 근육 : 대퇴근

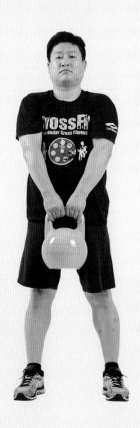

01

케틀벨을 양손으로 잡고, 다리는 어깨 너비만큼 벌린다.

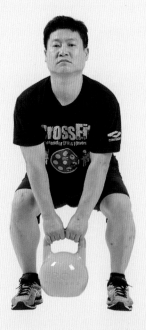

02

등을 곧게 편 상태에서 엉덩이가 뒤로 빠지면서
무릎을 굽혔다 일어서기를 반복한다.

1주차 3회
일일운동계획표

3회차	운동프로그램	세트	(O, X) 체크
금요일	손교차 푸시업	1세트 = 12개	(O, X)
		2세트 = 10개	(O, X)
		3세트 = 8개	(O, X)
	뒤꿈치 올리기	1세트 = 20개	(O, X)
		2세트 = 15개	(O, X)
		3세트 = 12개	(O, X)
	런 지	1세트 = 12개	(O, X)
		2세트 = 10개	(O, X)
		3세트 = 8개	(O, X)

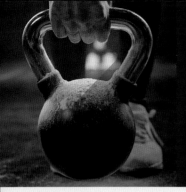

손교차 푸시업

▶ 주 운동 근육 : 대흉근, 복직근

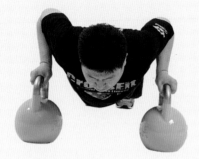

01

손잡이(그립)을 잡고 기본 푸시업 자세를 만든다.

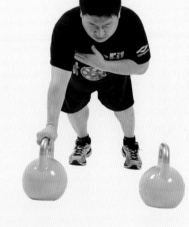

02

팔을 이용하여 몸을 들고 왼손으로
오른쪽 가슴을 터치하고 푸시업
자세를 만든다.

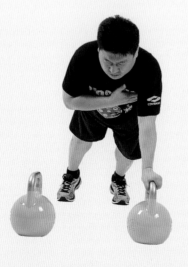

03

기본 푸시업 자세에서 푸시업 후, 반대손도 똑같이
진행한다.

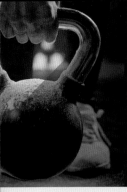

뒤꿈치 올리기

▶주 운동 근육 : 비복근

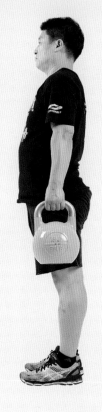

01

양발을 어깨 너비만큼 나란히 벌린다.

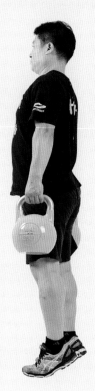

02

뒤꿈치를 최대한 위쪽으로 들어올리고
숨을 내쉰다. 그 다음 천천히 준비위치로
돌아오며 숨을 들이쉰다.

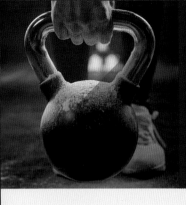

런 지

▶주 운동 근육 : 넙다리네갈래근, 뒤넙다리근, 비복근

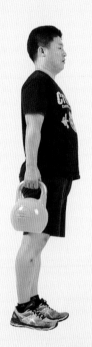

01

양손에 케틀벨을 잡고 나란히 서 있는다.

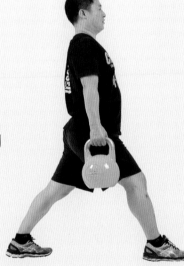

02

다리는 벌린 상태에서
한쪽 다리를 어깨
너비만큼 내딛는다.

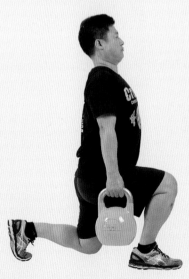

03

내딘 다리는 무릎을 직각으로 세우고 반대쪽 다리는
무릎이 바닥에 닿을 정도로 구부린다. 그후 내딛은
다리와 반대쪽 다리를 펴고 처음자세를 만든다.

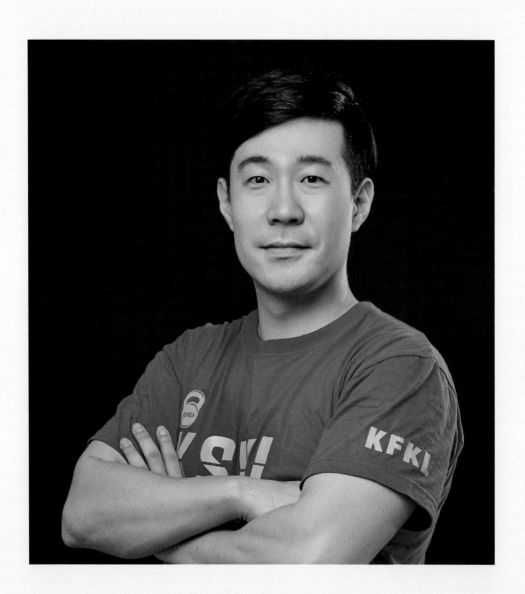

케틀벨 홈트 주간프로그램

月

4회차
- 손모아 푸시업
- 좌우 점프
- 스 윙

水

5회차
- 로우
- 사이드 크런치
- 머리 뒤에 놓고 점프

金

6회차
- 어깨 움츠려 올리기
- 옆으로 숙였다 펴기
- 한팔 스윙

4회차 주간운동계획표

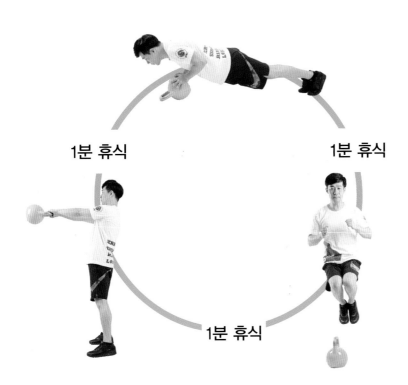

1분 휴식   1분 휴식

1분 휴식

운동순서

손모아 푸시업 → 좌우 점프 → 스윙 1세트 × 3 = 3세트

(1분휴식)   (1분휴식)

5회차 주간운동계획표

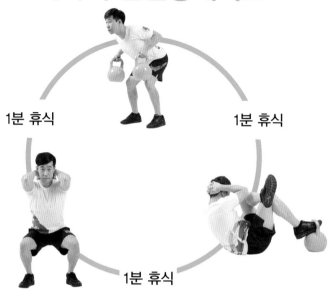

1분 휴식　　　1분 휴식

1분 휴식

운동순서 : 로우운동 → 사이드크런치 → 머리 뒤에 놓고 점프 1세트 × 3 = 3세트
　　　　　　　　(1분휴식)　　　　　(1분휴식)

6회차 주간운동계획표

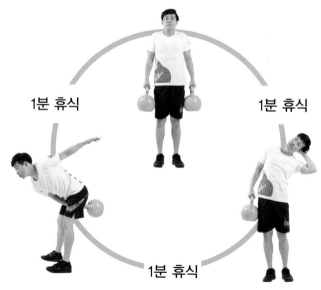

1분 휴식　　　1분 휴식

1분 휴식

운동순서 : 어깨 움츠려 올리기 → 옆으로 숙였다 펴기 → 한팔스윙 1세트 × 3 = 3세트
　　　　　　　　(1분휴식)　　　　　(1분휴식)

2주차 4회
일일운동계획표

4회차	운동프로그램	세트	(O, X) 체크
월요일	손모아 푸시업	1세트 = 10개	(O, X)
		2세트 = 7개	(O, X)
		3세트 = 5개	(O, X)
	좌우 점프	1세트 = 20개	(O, X)
		2세트 = 15개	(O, X)
		3세트 = 15개	(O, X)
	스 윙	1세트 = 40개	(O, X)
		2세트 = 30개	(O, X)
		3세트 = 30개	(O, X)

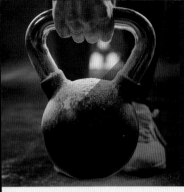

손모아 푸시업

▶주 운동 근육 : 대흉근, 복직근

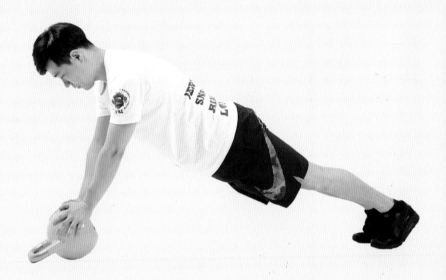

01

양손을 케틀벨 몸통에 올리고 푸시업 기본자세를
만든다.

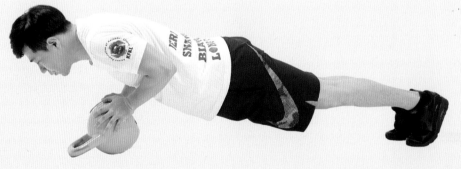

02

숨을 들이쉬며 몸통 아래로 내리고 다시 몸을 내쉬면서 팔을 밀어 처음자세로 올라온다.

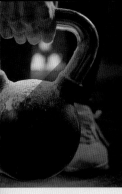

좌우 점프

▶주 운동 근육 : 비복근, 복직근

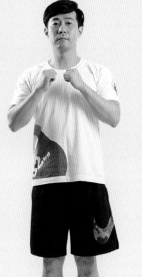

01

케틀벨과 옆으로 나란히 위치한다.

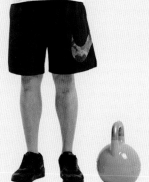

02

점프뛰며 옆으로 이동한다. 반대도 똑같이
진행한다.

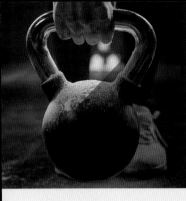

스윙

▶주 운동 근육 : 전완근, 대퇴근, 대둔근, 삼각근

01

허리를 곧게 펴고 양손으로 케틀벨 손잡이를 잡는다.

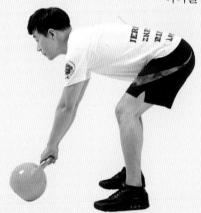

02

추진력을 이용해
케틀벨이 엉덩이에
살짝 닿을 때까지 힘껏
잡아당긴다.

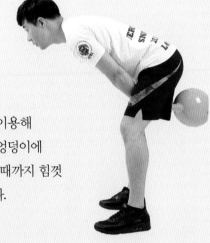

03

케틀벨을 가슴위치까지 들어 올린 후, 원심력으로
앞뒤로 반복 흔든다.

2주차 5회
일일운동계획표

5회차	운동프로그램	세트	(O, X) 체크
수요일	로 우	1세트 = 12개	(O, X)
		2세트 = 10개	(O, X)
		3세트 = 8개	(O, X)
	사이드 크런치	1세트 = 12개	(O, X)
		2세트 = 10개	(O, X)
		3세트 = 10개	(O, X)
	머리 뒤에 놓고 점프	1세트 = 20개	(O, X)
		2세트 = 15개	(O, X)
		3세트 = 12개	(O, X)

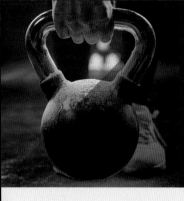

로 우

▶주 운동 근육 : 삼두근, 척추기립근

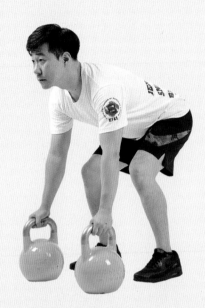

01

허리를 곧게 펴고 무릎은 45도
정도 구부린 후, 양손으로 케틀벨
손잡이를 잡는다.

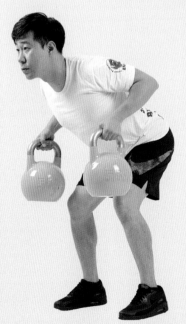

02

숨을 내쉬면서 어깨와 팔꿈치는 뒤쪽으로
멀리 당긴다. 의도적으로 상체를
이용해서는 안되고 하체는 움직이지
않도록 한다.

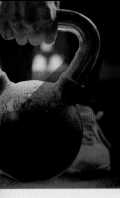

사이드 크런치

▶주 운동 근육 : 외복사근

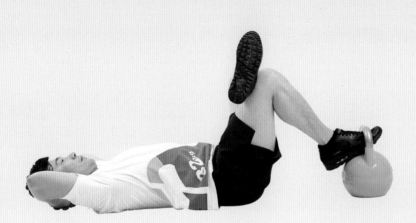

01

등을 대고 누워 오른쪽 다리를 케틀벨 손잡이에 넣고 구부린다. 왼쪽 발목을 오른쪽
다리 무릎 위에 얹는다. 손을 깍지에 끼고 머리 뒤쪽에 고정시킨다.

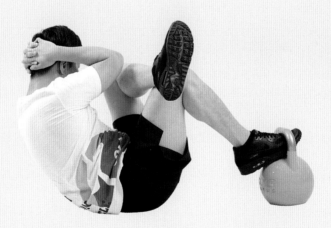

02

상체를 일으키면서 동시에 왼쪽으로 틀어올려 오른쪽 팔꿈치로 왼쪽 허벅지 안쪽을
터치한다. 터치를 하면서 숨을 내쉰다. 숨을 들이쉬며 준비자세로 돌아온다.

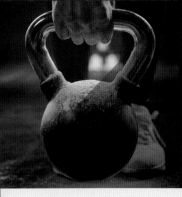

머리 뒤에 놓고 점프

▶주 운동 근육 : 대퇴근, 비복근

01
케틀벨을 머리 뒤에 위치시킨다.

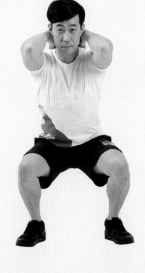

02
허리는 곧게 펴고
무릎을 구부린다.

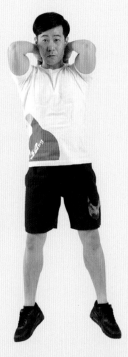

03
수직으로 점프 후, 다시 무릎을
구부리기를 반복한다.

2주차 6회
일일운동계획표

6회차	운동프로그램	세트	(O, X) 체크
금요일	어깨 움츠려 올리기	1세트 = 12개	(O, X)
		2세트 = 10개	(O, X)
		3세트 = 10개	(O, X)
	옆으로 숙였다 펴기	1세트 = 12개	(O, X)
		2세트 = 10개	(O, X)
		3세트 = 10개	(O, X)
	한팔 스윙	1세트 = 20개	(O, X)
		2세트 = 20개	(O, X)
		3세트 = 15개	(O, X)

어깨 움츠려 올리기

▶주 운동 근육 : 승모근

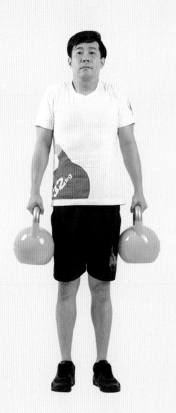

01

등을 곧게 펴고 서서, 양손에 케틀벨을 잡고
팔을 양옆으로 늘어뜨린다.

02

어깨를 웅크리며 숨을 내쉰다. 완전히
웅크린 후, 다시 준비자세로 천천히
어깨를 내린다. 이때 숨을 들이쉰다.
반복해서 진행한다.

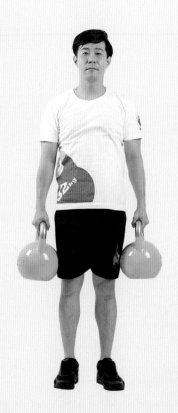

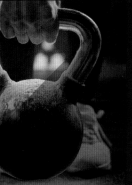

옆으로 숙였다 펴기

▶주 운동 근육 : 외복사근

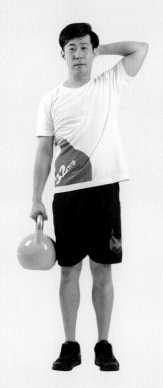

01

다리를 약간만 벌리고 똑바로 선다.
한쪽 손은 머리 뒤에 위치시킨다.

02

머리에 올린 팔 쪽으로 숨을 내쉬며
상체를 천천히 기울인다. 완전히
기울였을 때 다시 숨을 들이쉬며
처음자세로 돌아온다.

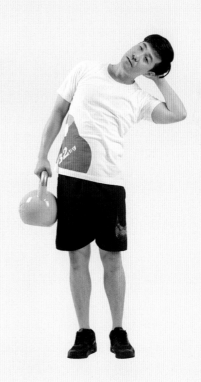

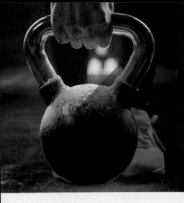

한팔 스윙

▶주 운동 근육 : 전완근, 삼각근, 대둔근, 대퇴근

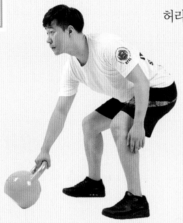

01

허리를 곧게 펴고 한손으로 케틀벨 손잡이를 잡는다.

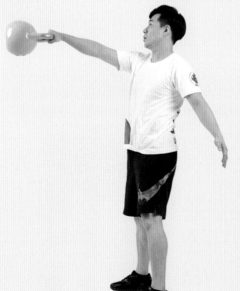

02

추진력을 이용해 케틀벨이 엉덩이에 살짝 닿을 때까지 힘껏 잡아당긴다.

03

케틀벨을 가슴 높이까지 들어 올린 후, 원심력으로 앞뒤로 반복 흔든다.

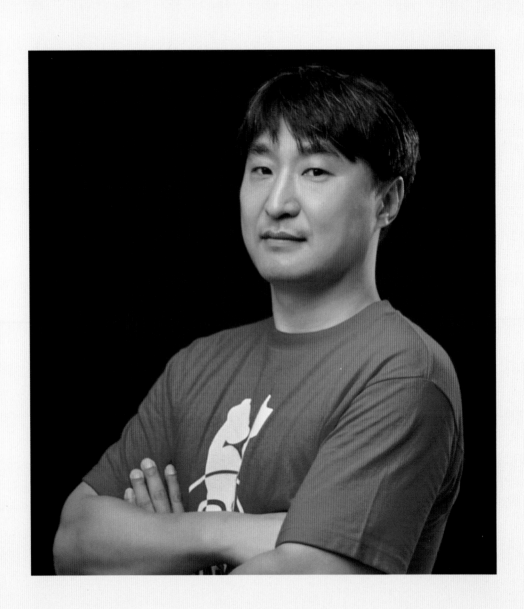

케틀벨 홈트 주간프로그램

月

7회차
- 다리올려 푸시업
- 윗몸일으키기
- 등 펴기

水

8회차
- 주먹쥐고 푸시업
- 윗몸일으켜 크로스
- 더블 스윙

金

9회차
- 딥 스
- 누워 다리올리기
- 스윙 스커트

7회차 주간운동계획표

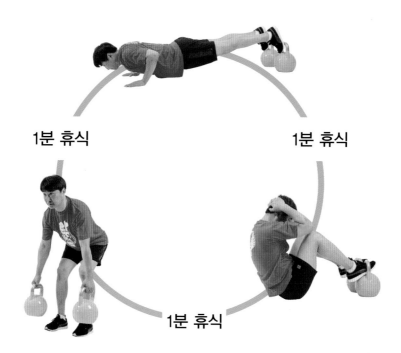

1분 휴식   1분 휴식

1분 휴식

운동순서

다리올려 푸시업 → 윗몸일으키기 → 등 펴기   1세트 × 3 = 3세트
   (1분휴식)   (1분휴식)

8회차 주간운동계획표

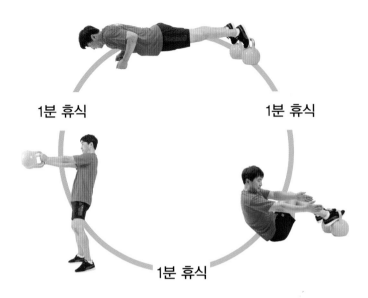

1분 휴식   1분 휴식

1분 휴식

운동순서 : 주먹쥐고 푸시업 → 윗몸일으켜 크로스 → 더블 스윙 1세트 × 3 = 3세트
             (1분휴식)   (1분휴식)

9회차 주간운동계획표

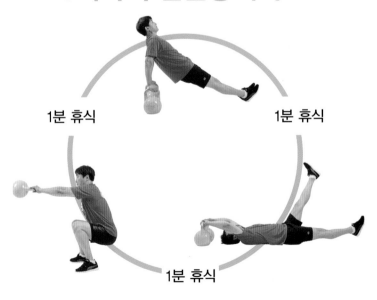

1분 휴식   1분 휴식

1분 휴식

운동순서 : 딥스 → 누워 다리올리기 → 스윙 스커트 1세트 × 3 = 3세트
             (1분휴식)   (1분휴식)

3주차 7회
일일운동계획표

7회차	운동프로그램	세트	(O, X) 체크
월요일	다리올려 푸시업	1세트 = 20개	(O, X)
		2세트 = 15개	(O, X)
		3세트 = 12개	(O, X)
	윗몸일으키기	1세트 = 80개	(O, X)
		2세트 = 20개	(O, X)
		3세트 = 15개	(O, X)
	등 펴기	1세트 = 12개	(O, X)
		2세트 = 10개	(O, X)
		3세트 = 10개	(O, X)

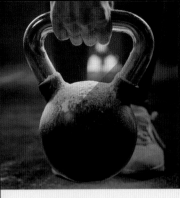

다리올려 푸시업

▶주 운동 근육 : 대흉근, 복직근

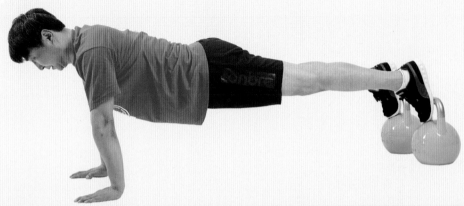

01

푸시업 기본자세를 만들고 양발의 끝을 케틀벨 손잡이 아래에 올린다.

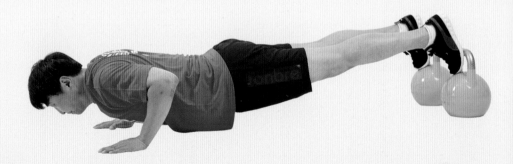

02

숨을 들이쉬면서 몸을 아래로 내리고 가슴이 바닥으로까지 내려간다.
숨을 내쉬면서 팔을 밀어 처음 상태로 돌아온다.

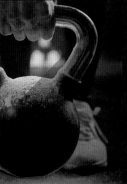

윗몸일으키기

▶주 운동 근육 : 복직근

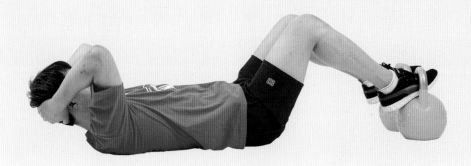

01

양발을 각각의 케틀벨 손잡이(그립) 안으로 넣어 고정시키고 윗몸일으키기 자세를
만든다.

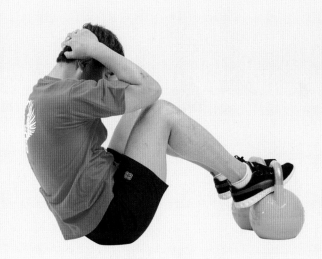

02

숨을 내쉬면서 올라와 팔꿈치로 무릎을 찍는다.

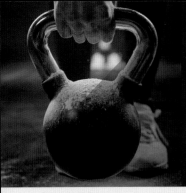

등 펴기

▶주 운동 근육 : 척추기립근

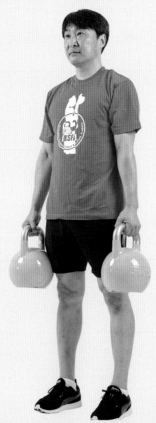

01

양손에 케틀벨을 잡고 팔을 양옆으로 늘어뜨린다.

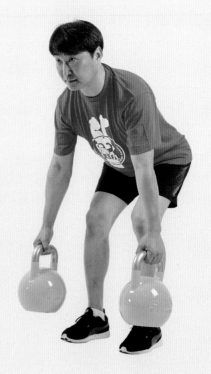

02

허리를 곧게 펴고 무릎은 약간 구부린다. 이때
숨을 들이쉰다. 다시 준비 위치로 상체를
이동하면서 숨을 내쉰다. 전체적으로 팔에
힘이 들어가지 않도록 해야한다.

3주차 8회
일일운동계획표

8회차	운동프로그램	세트	(O, X) 체크
수요일	주먹쥐고 푸시업	1세트 = 15개	(O, X)
		2세트 = 12개	(O, X)
		3세트 = 10개	(O, X)
	윗몸일으켜 크로스	1세트 = 20개	(O, X)
		2세트 = 15개	(O, X)
		3세트 = 12개	(O, X)
	더블 스윙	1세트 = 80개	(O, X)
		2세트 = 20개	(O, X)
		3세트 = 15개	(O, X)

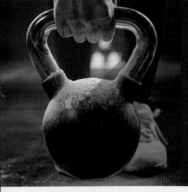

주먹쥐고 푸시업

▶주 운동 근육 : 대흉근, 복직근

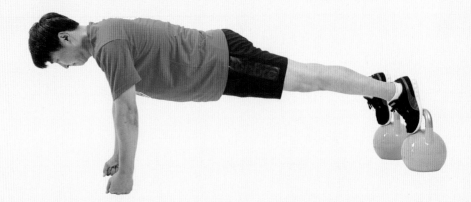

01

손바닥이 아닌 주먹으로 푸시업 기본자세를 만들고 양발의 끝을 케틀벨
손잡이 아래에 올린다.

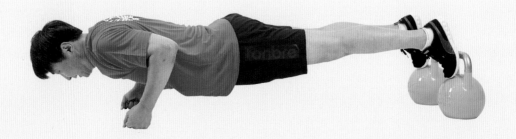

02

숨을 들이 쉬면서 몸을 아래로 내리고 가슴이 바닥으로까지 내려간다.
숨을 내쉬면서 팔을 밀어 처음 상태로 돌아온다.

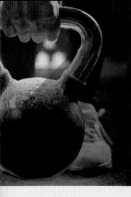

윗몸일으켜 크로스

▶주 운동 근육 : 복직근, 외복사근

01
양발을 각각의 케틀벨 손잡이(그립) 안으로 넣어 고정시키고 양손은 가슴에
교차해 얹는다.

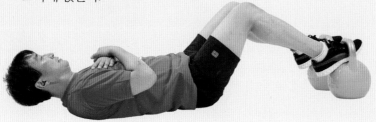

02
몸통을 세운 뒤, 한쪽으로
비틀어 양손을 쭉 내뻗는다.

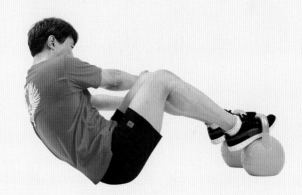

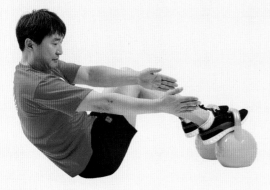

03
반대쪽도 똑같이 진행한다.

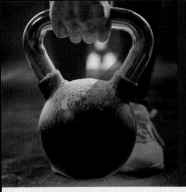

더블 스윙

▶주 운동 근육 : 전완근, 삼각근, 대퇴근, 대둔근

01

양손으로 각각의 케틀벨
손잡이(그립)을 잡는다.

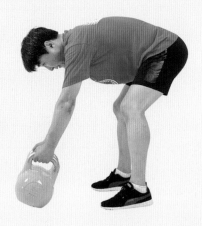

02

추진력을 이용해 각각의 케틀벨이 엉덩이에
살짝 닿을 때까지 힘껏 잡아당긴다.

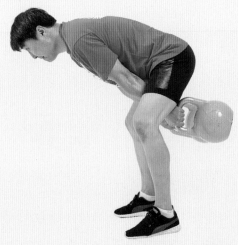

03

케틀벨을 가슴위치까지 들어
올린 후, 원심력으로 앞뒤로 반복
흔든다.

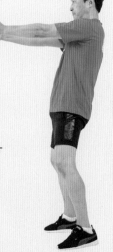

3주차 9회
일일운동계획표

9회차	운동프로그램	세트	(O, X) 체크
금요일	딥 스	1세트 = 20개	(O, X)
		2세트 = 15개	(O, X)
		3세트 = 12개	(O, X)
	누워 다리올리기	1세트 = 80개	(O, X)
		2세트 = 20개	(O, X)
		3세트 = 12개	(O, X)
	스윙 스커트	1세트 = 20개	(O, X)
		2세트 = 15개	(O, X)
		3세트 = 12개	(O, X)

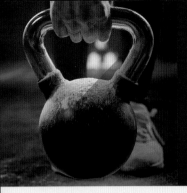

딥 스

▶주 운동 근육 : 삼두근

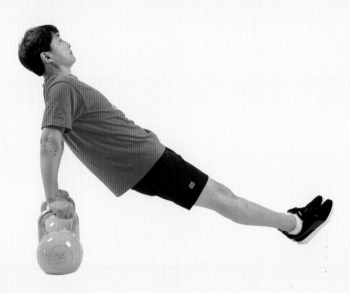

01

다리를 어깨 너비만큼 벌리고 양손으로 케틀벨을 잡고 허리는 일직선 상태로 만든다.

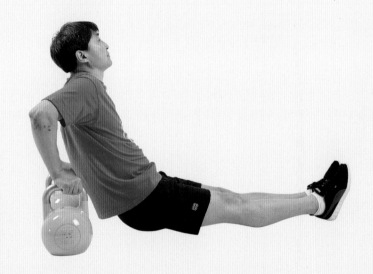

02

숨을 들이쉬며 내려가고 숨을 내쉬면서 팔꿈치를 펴며 몸을 들어올린다.

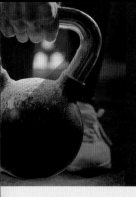

누워 다리올리기

▶주 운동 근육 : 복직근

01
바닥에 누워 양손은 케틀벨 손잡이를 잡고 양발은
지면에서 살짝 들어올린다.

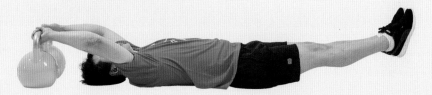

02
배에 힘을 준 상태에서 한쪽 다리를
들어 곧게 편다.

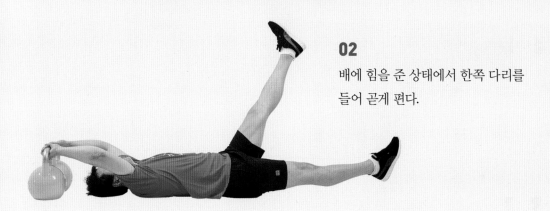

03
발을 교차하며 반대쪽 발을 들어 곧게 편다. 반복해
진행한다.

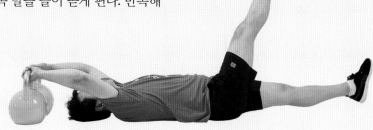

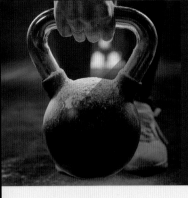

스윙 스커트

▶주 운동 근육 : 전완근, 삼각근, 대퇴근, 대둔근

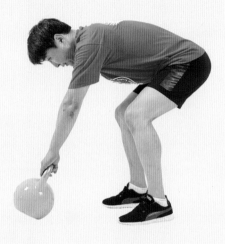

01

양손으로 각각의 케틀벨
손잡이(그립)를 잡는다.

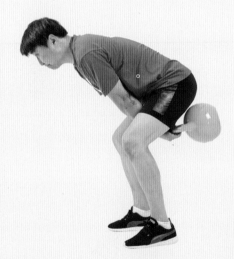

02

추진력을 이용해 각각의 케틀벨이 엉덩이에
살짝 닿을 때까지 힘껏 잡아당긴다.

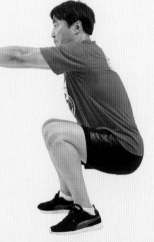

03

케틀벨을 가슴위치까지 들어
올린 후, 원심력으로 앞뒤로 반복
흔든다.

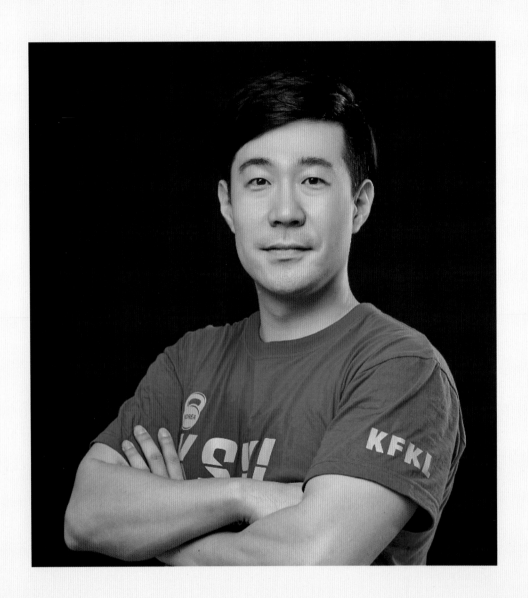

케틀벨 홈트 주간프로그램

月

10회차
- 푸시업 박수치기
- 플랭크자세로 박수치기
- 더블클린

水

11회차
- 벌려모아 푸시업
- 앉아 케틀벨 좌우 이동시키기
- 들어올리기

金

12회차
- 손가락 푸시업
- 더블클린과 스커트
- 롱사이클

10회차 주간운동계획표

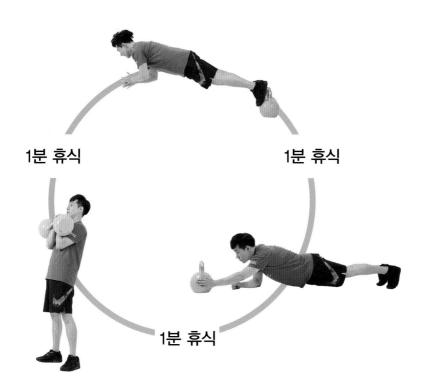

1분 휴식   1분 휴식

1분 휴식

운동순서

푸시업 박수치기 → 플랭크자세로 박수치기 → 더블클린 1세트 × 3 = 3세트
　　(1분휴식)　　　　　　　　　(1분휴식)

11회차 주간운동계획표

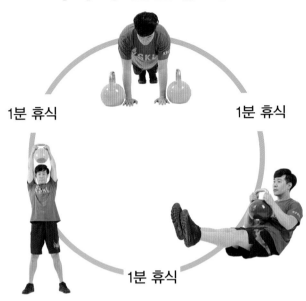

1분 휴식   1분 휴식

1분 휴식

운동순서 : 벌려모아 푸시업 → 앉아 케틀벨 좌우 이동시키기 → 들어올리기 1세트 × 3 = 3세트
(1분휴식)   (1분휴식)

12회차 주간운동계획표

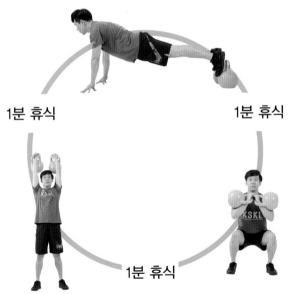

1분 휴식   1분 휴식

1분 휴식

운동순서 : 손가락 푸시업 → 더블클린과 스커트 → 롱사이클 1세트 × 3 = 3세트
(1분휴식)   (1분휴식)

4주차 10회
일일운동계획표

10회차	운동프로그램	세트	(O, X) 체크
월요일	푸시업 박수치기	1세트 = 12개	(O, X)
		2세트 = 10개	(O, X)
		3세트 = 10개	(O, X)
	플랭크자세로 박수치기	1세트 = 20개	(O, X)
		2세트 = 15개	(O, X)
		3세트 = 12개	(O, X)
	더블클린	1세트 = 15개	(O, X)
		2세트 = 12개	(O, X)
		3세트 = 10개	(O, X)

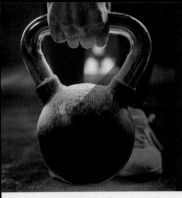

푸시업 박수치기

▶주 운동 근육 : 대흉근

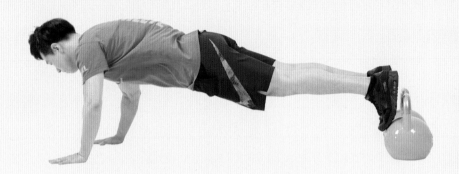

01

푸시업 자세를 만든 후 양발의 끝을 케틀벨 손잡이(그립) 아래에
위치시킨다.

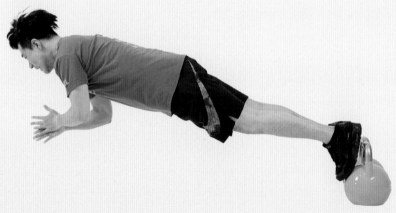

02

몸을 바닥으로 내리며 숨을 들이쉰다. 올라올때 빠르게 박수를 친 후,
손바닥을 제자리에 놓는다.

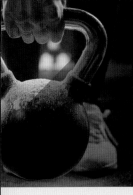

플랭크자세로 박수치기

▶주 운동 근육 : 복직근

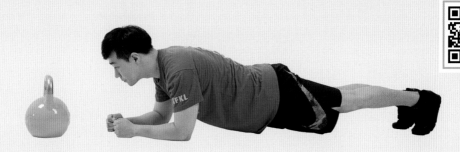

01

허리를 곧게 펴고 양손으로 각각의 케틀벨 그립을 잡는다.

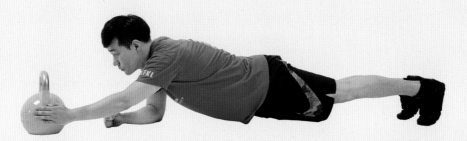

02

굽혔던 팔꿈치를 펴고 손바닥으로 케틀벨을 친다. 다시 팔을 굽혀 플랭크 자세를 만든다.

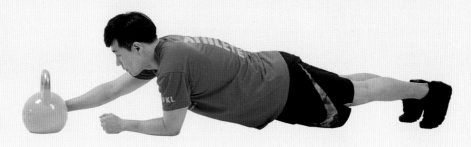

03

반대쪽 팔도 동일하게 진행한다.

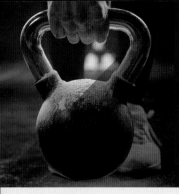

더블클린

▶ 주 운동 근육 : 전완근, 대퇴근, 대둔근

01
허리를 곧게 펴고 양손으로 각각의 케틀벨 그립을 잡는다.

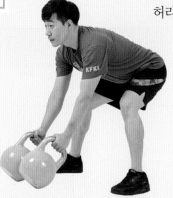

02
추진력을 이용해
각각의 케틀벨이
엉덩이에 살짝 닿을
때까지 힘껏 잡아
당긴다.

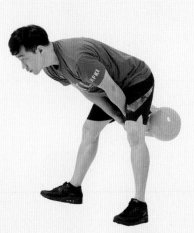

03
케틀벨이 골반을 지나가는 순간
가슴쪽으로 잡아 당긴다.

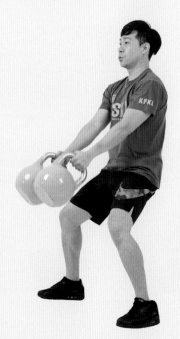

04
팔꿈치를 몸에 붙이고 허리는 약간
뒤로 숙인다.

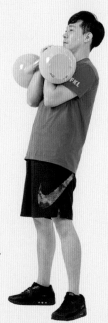

4주차 11회
일일운동계획표

11회차	운동프로그램	세트	(O, X) 체크
수요일	벌려모아 푸시업	1세트 = 15개	(O, X)
		2세트 = 12개	(O, X)
		3세트 = 10개	(O, X)
	앉아 케틀벨 좌우 이동시키기	1세트 = 12개	(O, X)
		2세트 = 10개	(O, X)
		3세트 = 10개	(O, X)
	들어올리기	1세트 = 20개	(O, X)
		2세트 = 15개	(O, X)
		3세트 = 10개	(O, X)

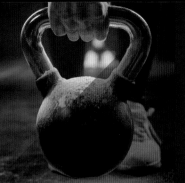

벌려모아 푸시업

▶주 운동 근육 : 대흉근, 전완근

01

양손을 각각 케틀벨 손잡이(그립)를 잡고
기본 푸시업 자세를 만든다.

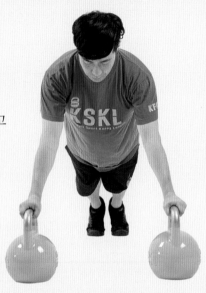

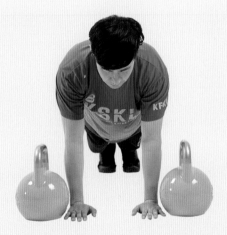

02

푸시업 후, 오른손을 바닥에 댄다. 그리고
왼손을 바닥에 놓는다.

03

바로 푸시업을 한다. 푸시업 후, 오른손으로
케틀벨 손잡이를 잡는다. 왼손으로 반대쪽
손잡이를 잡고 처음 자세로 올라온다.

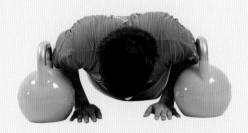

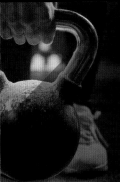

앉아 케틀벨 좌우 이동시키기

▶ 주 운동 근육 : 복직근, 외복사근

01

바닥에 앉아 양발은 지면에서
30도 수직으로 들어올린다.
케틀벨은 허리 옆에
위치시킨다.

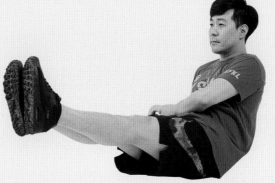

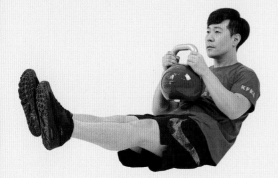

02

케틀벨 손잡이를 잡고 숨을 내쉬며
반대쪽으로 옮긴다.

03

같은 방법으로 반대쪽도 똑같이
진행한다.

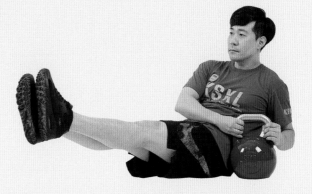

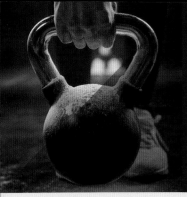

들어올리기

▶주 운동 근육 : 전완근, 삼각근

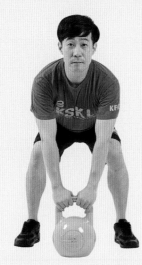

01

양손으로 케틀벨 손잡이(그립)위를 잡고 허리를 편다.

02

케틀벨을 가슴높이까지 올린 후,
손잡이를 옆으로 잡는다.

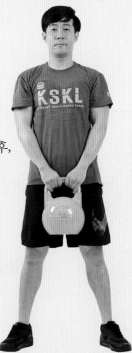

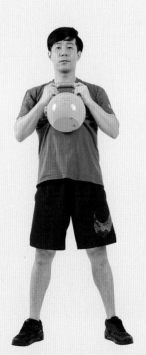

03

케틀벨을 머리 위로 수직으로 들어올린다. 다시
가슴높이까지 내린 후, 손잡이를 위로 잡고 내린다.

118

4주차 12회
일일운동계획표

12회차	운동프로그램	세트	(O, X) 체크
금요일	손가락 푸시업	1세트 = 12개	(O, X)
		2세트 = 10개	(O, X)
		3세트 = 10개	(O, X)
	더블클린과 스커트	1세트 = 12개	(O, X)
		2세트 = 10개	(O, X)
		3세트 = 10개	(O, X)
	롱사이클	1세트 = 10개	(O, X)
		2세트 = 7개	(O, X)
		3세트 = 5개	(O, X)

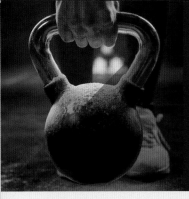
손가락 푸시업

▶주 운동 근육 : 대흉근

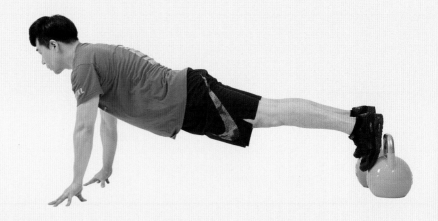

01

손바닥이 아닌 손가락만으로 푸시업 자세를 만든 후 양발의 끝을 케틀벨
손잡이(그립) 아래에 위치시킨다.

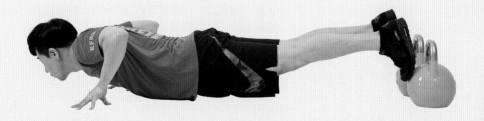

02

숨을 들이쉬면서 몸을 아래로 내리고 가슴이 바닥으로까지 내려간다.
숨을 내쉬면서 팔을 밀어 처음 상태로 돌아온다.

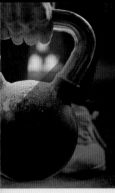

더블클린과 스커트

▶주 운동 근육 : 전완근, 대퇴근, 대둔근

01

허리를 곧게 펴고 양손으로 각각의 케틀벨 그립을 잡는다.

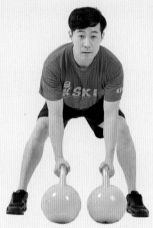

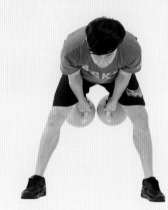

02

추진력을 이용해 각각의 케틀벨이 엉덩이에 살짝 닿을 때까지 힘껏 잡아 당긴다.

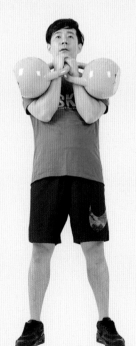

03

골반을 지나가는 순간 팔꿈치를 굽히며 케틀벨을 가슴쪽으로 잡아당겨 클린자세를 취한다.

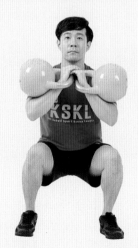

04

숨을 들이쉰 후, 천천히 엉덩이를 뒤로 빼면서 앉는다는 느낌으로 무릎을 구부린다. 허벅지가 지면과 평행이 될 때까지 내린 후 숨을 내쉬면서 시작 자세로 돌아온다.

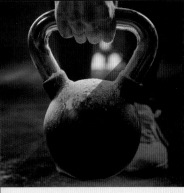

롱사이클

▶ 주 운동 근육 : 전완근, 삼각근, 대퇴근

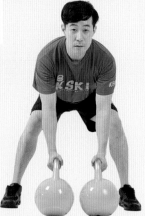

01

허리를 곧게 펴고 양손으로 각각의 케틀벨 그립을 잡는다.

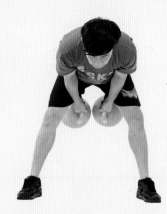

02

추진력을 이용해 각각의 케틀벨이 엉덩이에 살짝 닿을 때까지 힘껏 잡아 당긴다.

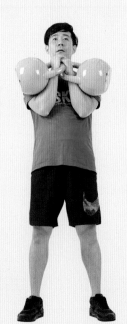

03

골반을 지나가는 순간 팔꿈치를 굽히며 케틀벨을 가슴쪽으로 잡아당겨 클린자세를 취한다.

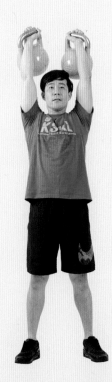

04

양 발뒤꿈치로 지면을 세게 딛고 양팔을 곧게 펴서 머리 위 케틀벨을 고정시킨다. 다시 클린자세로 만든 후 내려놓는다.